知りたい！
"こころの病気"の
症状＆治療法

肥前精神医療センターの最新医療

肥前精神医療センター 編著

バリューメディカル

ご挨拶

　本書を手にとっていただき、誠にありがとうございます。本書は、こころの不調や病気を患っている方、そのご家族や支援者の方々はもちろんのこと、より多くの皆さんにこころの不調や病気について理解を深めていただくために作成しました。

　現代社会において、精神的な健康はますます重要視されるようになりました。ストレスや不安、うつ病など、"こころ"の問題に対する関心が高まり、多くの方々が適切な治療を求めています。しかし、「こころの病気」なのかどうか、どこに相談したらよいのか、精神科とはどんなところなのか、どんな治療が行われるのかといったことについては、まだまだ理解が進んでいない部分が多いのが現状です。

　「こころの病気」（精神科の病気）は長い間、治りの悪いものだと考えられてきた歴史がありますが、治療の進歩により8割程度の患者さんは回復しています。肥前精神医療センターでの平均の在院日数は180日を切っており、半年以内で退院するという事実をみても、治りの悪いものとはもはや考えられない時代になってきているといえるでしょう。

　本書では肥前精神医療センターにおける治療やサービスについて詳細に紹介しています。精神科医、心理士、看護師、ソーシャルワーカー、画像診断、リハビリテーションなどの専門家が執筆を担当し、できるだけ分かりやすく書かれたものです。

　肥前精神医療センターは戦後から長い歴史を持ち、日本の精神科医療のトップランナーとして活躍してきました。その間、薬による治療やカウンセリングなどの治療は驚くほどの進歩を遂げており、ここにあらためて紹介できることは大変喜ばしきことだと考えております。

　精神的な健康は、私たち一人ひとりの生活の質を向上させるために欠かせないものです。またご家族など大切な人が精神的な不調を来たしたときに、心の健康に関する知識が必要となります。本書が読者ご自身や大切な人の心の健康を守るための一助となれば幸いです。必要なサポートを見つけるためのガイドとして、本書を活用していただければと思います。

　最後に、本書の制作にご協力いただいたすべての方に深く感謝申し上げます。

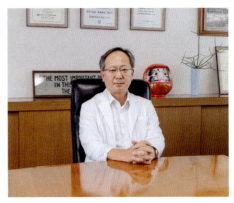

肥前精神医療センター　院長
上野　雄文

基本理念

The Most Important Person
In This Hospital is the Patient.

この病院で最も大切な人は患者さんである

肥前精神医療センターは、昭和20年の開設初期より、この理念を掲げております。
今では当たり前のようなことですが、私たちの医療の基本がここにあります。
その理念の下、これからも人としての尊厳と人権を守り、信頼される医療を提供し、
高度の医療・臨床研究・研修の創造的統合を目指します。

診療理念キーワード
SUCCESS

■ 満足 ｜ **Satisfactory** ｜
これからの医療のコンセプトは患者さんの満足度の時代です。

■ 納得 ｜ **Understanding** ｜
インフォームドコンセント（説明と同意）を守ります。

■ 総合 ｜ **Comprehensive** ｜
子どもからお年寄りまでのあらゆる疾患に対応。

■ 信頼 ｜ **Confidential** ｜
多職種のスタッフによるチーム医療を展開。

■ 救急 ｜ **Emergency** ｜
24時間、休日・祝日いつでも受け付けます。

■ 専門 ｜ **Speciality** ｜
多くの専門医をそろえた最新の治療。

■ 連携 ｜ **Social-net** ｜
県内外への広域ネットワーク医療。

知りたい！
"こころの病気"の症状＆治療法
肥前精神医療センターの最新医療

もくじ

院長ご挨拶 ……… 2
病院の基本理念 ……… 3

1章 病気と治療

子どもの病気

1. ゲーム障害 ……… 10
2. 自閉スペクトラム症 ……… 12
3. その他の発達障害 ……… 16
4. 不登校 ……… 18
5. 児童虐待（愛着障害）……… 20
6. 重症心身障害・強度行動障害 ……… 22

More Information
児童思春期病棟の紹介 ……… 24
入院生活を通して、長期的によりよい育ちをサポート

依存症

7. アルコール依存症 ……… 28
8. 薬物依存症 ……… 30
9. ギャンブル依存症 ……… 32
10. その他の依存症 ……… 34

More Information
依存症治療病棟の紹介 ……… 36
回復に向けての試みを支援する

認知症

More Information 📢🔊

認知症全般 認知症の治療＆ケア ···· 40
予防・早期発見から最新治療まで
一貫した専門的サポート体制

11. アルツハイマー型認知症 ·············· 42

12. アルツハイマー型認知症以外の認知症 ········ 44

More Information

認知症の新治療薬 ················· 46
「レカネマブ」とはどんな薬？

認知症治療病棟の紹介 ············· 47
患者さんに、今を輝いて生きてもらう

いろいろな"こころ"の病気

13. 統合失調症 ·················· 48

More Information

統合失調症の治療薬 ··············· 52
クロザピン治療 について

14. 気分障害 ·················· 53

More Information

うつ病の新しい治療法 ············· 57
rTMS（反復的経頭蓋磁気刺激療法）について

15. 不安症 ·················· 58
パニック症・社交不安症・広場恐怖症・全般性不安症など

16. 強迫症 ·················· 60

17. 心的外傷後ストレス障害（PTSD）········ 62

18. 適応反応症（適応障害）········· 64

19. 解離症 ·················· 66

20. 身体症状症 ・・・・・・・・・・・・・・・・・・・ 68

21. 摂食障害 ・・・・・・・・・・・・・・・・・・・・・ 70

22. パーソナリティ障害 ・・・・・・・・・・・・・ 72

23. 成人の発達障害 ・・・・・・・・・・・・・・・・ 74

24. 高次脳機能障害 ・・・・・・・・・・・・・・・・ 76

25. 睡眠障害 ・・・・・・・・・・・・・・・・・・・・・ 78

More Information
当院精神科以外の診療科の紹介 ・・・・ 80
肥前精神医療センターの内科・脳神経内科について

2章 治療とサポート・当院への受診の流れ

さまざまな治療法とサポート

精神療法 ・・・・・・・・・・・・・・・・・・・・・・・・ 82
抱える問題をじっくり聞きだして回復に向けて共に歩む

認知行動療法 ・・・・・・・・・・・・・・・・・・・・・ 84
前向きに、ではなく、客観的に

精神科薬物療法 ・・・・・・・・・・・・・・・・・・・ 86
精神科の「おくすり」の基本

精神科作業療法 ・・・・・・・・・・・・・・・・・・・ 90
作業を通して病気の回復を助け、希望する生活の実現をサポート

精神科での身体リハビリテーション ・・・・・・ 92
さまざまな方法で回復を目指す

電気けいれん療法（ECT） ・・・・・・・・・・・ 93
重症な精神病症状に強い効果

治験 ･･･ 94
「薬の候補」の効果と安全性の確認

成年後見制度 ･･････････････････････････････ 95
財産などの管理を支援する

社会資源との連携 ････････････････････････ 96
当院で相談支援を行う際に連携している主な関係機関と社会資源

当院への受診の流れ

受診相談係 ･･････････････････････････････････ 98
精神科受診のタイミングと受診相談の流れ

初診 ･･･ 102
初診の流れとその内容

精神科救急病棟の紹介 ･･････････････････ 104
年中無休で受け入れ。3か月以内の社会復帰を目指す

入退院支援 ････････････････････････････････ 108
患者さんが安心して過ごせるよう地域へつなぐ（TSUNAGU）

デイケア ･･････････････････････････････････ 110
仲間を作り、憩う場所

3章 当院の部門紹介

看護部 ･･･････････････････････････････････････ 112

薬剤部 ･･･････････････････････････････････････ 113

リハビリテーション科 ･･･････････････････ 113

心理療法室 ・・・・・・・・・・・・・・・・・・・・・・・・・ 114

療育指導室 ・・・・・・・・・・・・・・・・・・・・・・・・・ 114

MHSW（精神保健福祉士）部門 ・・・・・・・・・ 115

臨床検査科 ・・・・・・・・・・・・・・・・・・・・・・・・・ 115

放射線科 ・・・・・・・・・・・・・・・・・・・・・・・・・・・ 116

栄養管理室 ・・・・・・・・・・・・・・・・・・・・・・・・・ 116

4章 当院の人材育成

医師臨床研修 ・・・・・・・・・・・・・・・・・・・・・・・ 118
豊富な症例で専門医の土台に

専門看護師・認定看護師・精神認定看護師の活動 ・・・・・・・ 119
専門性を活かして、安心できる医療を

特定看護師養成研修プログラム ・・・・・・・・・ 120
より質の高いケアの提供を目指して

研修 ・・・・・・・・・・・・・・・・・・・・・・・・・・・・・・ 121
臨床に活かし、医療の質を高める場

臨床研究 ・・・・・・・・・・・・・・・・・・・・・・・・・・・ 122
患者さんと共に、治療の発展へ

病院案内 ・・・・・・・・・・・・・ 123
索引 ・・・・・・・・・・・・・・・ 126

知りたい！〝こころの病気〟の症状＆治療法
肥前精神医療センターの最新医療

第1章

病気のしくみと
治療法をやさしく解説

病気と治療

病気と治療　子どもの病気

1. ゲーム障害

どんな病気？

物質に対して依存が生じるように行動に対しても依存（嗜癖）が生じます。その行動嗜癖の一つとしてゲーム障害があり、2019年からは国際疾病分類にも採用されました。新しい分類であるため専門家間でも診断に対してはさまざまな意見があり、まだ確立された治療法があるわけでもありません。しかし、デジタルゲームへの没頭が子どもさんを中心に大きな問題となっているのは事実です。そこで医療の現場では、ゲームへの没頭が生活のしづらさとどのように関連しているか背景を探り、患者さんや家族をさまざまな面からサポートしていくようにします。

精神科　大坪 建　｜　医長
おおつぼ たける

症状

依存症状のほか、身体症状や生活への影響が問題に

ゲーム障害も（他の依存症と同様に）渇望や耐性、禁断症状、再発といった依存症状があるとされます。また、その他以下のような身体症状や生活への影響が現れ、問題となります。
- 生活リズム障害（昼夜逆転、遅刻・欠席）、ひきこもり／・睡眠障害（朝起きられないなど）／・十分な食事を摂らない、体力低下／・頭痛、眼精疲労／・暴言・暴力・物に当たる・高額な課金 など

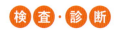
検査・診断

ゲームへの没頭と生活や健康への支障があるかを確認

世界保健機構（WHO）の国際疾病分類（ICD-11）では、以下の項目を満たす場合に診断されます。
- 特徴：ゲームの使用時間など、行動をコントロールできない／他の生活上の関心事や日常の活動よりゲームの優先順位が高い／問題が起きているにも関わらず、ゲームを続けたり、より多くゲームをする
- 程度：個人、家族、社会、教育、職業や他の重要な機能分野において著しい障害を引き起こしている
- 期間：上記が通常12ヵ月以上続く場合に診断する。しかし、重症の場合はそれより短期間でも診断可能

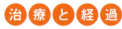
治療と経過

背景にある悪循環を見出し、できることからアプローチ

診断基準をみると分かるように、ゲーム障害の診断に当てはまる方（つけようとすれば診断自体はつく方）は多いものと思われます。ただ

10

し、ゲーム障害については、まだ確実に分かっていることが少なく、診断がついたからと言って確立された治療法があるわけでないということに留意が必要です。

ゲームのことが問題になるとき、背景にさまざまな問題が重なり、悪循環になっている場合がほとんどです（図）。ですから、治療としてはゲームにだけ焦点を当てるのではなく、下記のような方針・目標を据えて、できるところから早めにアプローチすることが大切です。

・基本的な方針・目標：睡眠や食事など健康上の問題が改善されること／周囲との対人関係が改善されること／ゲーム以外の楽しめる活動（特に身体活動）を取り入れられるようになること／ゲームの使用が以前よりコントロールできるようになること／背景にある生きづらさが軽減されること／日常のさまざまな困難に対し、柔軟に対応する力が育まれることなど

・アプローチ例：合併している精神疾患の対応を行う／親子で会話する時間を増やす／行動記録をとり、一緒にルールをつくる／家族会などへの参加／入院やキャンプへの参加 など

・当院入院プログラムの内容：テキスト学習／生活リズムの調整（睡眠負債の解消）／身体活動／栄養指導／心理検査、対人交流の練習／家族面談、退院後のルール作り／訪問教育、登校練習、放課後デイ通所練習、外出練習 など

よくある質問

Q 子どもがゲーム障害になるのを予防する方法はありますか？

A 残念ながら治療法と同様、確立された予防法もありません。単純にゲームを取り上げたり、一方的に時間を制限するだけで解決するということでもありません。その時はよくても後々、より重症化するなど問題を先送りにするだけかもしれないのです。ゲームへの没頭が懸念される時こそ、一緒にゲームをやってみてその魅力を味わったり、家族皆がスマホやゲームを触らない時間を設けたり、互いに納得できるルールを考えたり、機嫌よく終わらせられるやり方を一緒に模索するチャンスです。少なくとも、ゲームをする・させないの二項対立ではなく、ゲーム使用について一緒に考え工夫していく双方の体験が重要です。

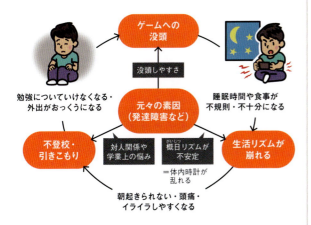

（図）ゲームへの没頭と悪循環

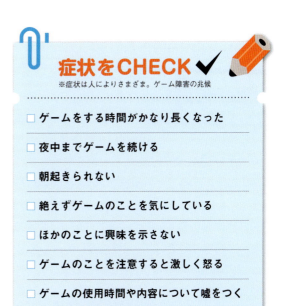

症状をCHECK ✓
※症状は人によりさまざま。ゲーム障害の兆候

☐ ゲームをする時間がかなり長くなった
☐ 夜中までゲームを続ける
☐ 朝起きられない
☐ 絶えずゲームのことを気にしている
☐ ほかのことに興味を示さない
☐ ゲームのことを注意すると激しく怒る
☐ ゲームの使用時間や内容について嘘をつく
☐ ゲームへの課金が多い

病気と治療　子どもの病気

2. 自閉スペクトラム症

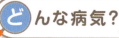

自閉スペクトラム症（ASD）は発達障害（神経発達症）の一つとされています。他者とのやり取りの困難さ、強いこだわりが特徴的であり、感覚過敏など感覚の特異性を持っていることも多いです。成長に伴ってこれらの特性が変化することもありますが、基本的には生涯にわたってその特性は見られます。また、特性の強さや現れ方は個人差が大きく、乳幼児健診でその可能性を指摘されることもあれば、成人になって初めて気づかれることもあります。以前は10000人に数人とされていましたが、最近では100人に2,3人と報告されることが増えています。

精神科　瀬口 康昌
せぐち やすひさ　｜　医長

やり取りの困難さ、こだわり 感覚の特異性が特徴的

自閉スペクトラム症（以下、ASDと略します）は、人付き合いに関わる神経回路（社会脳）などの反応特性がユニークな脳タイプであり、いわば「脳の個性」と考えられます。そして、①他者とのやり取りの困難さ、②強いこだわり、③感覚の特異性といった症状が見られます。①の具体例としては、他者の気持ちや考えを推し量り適切に反応することの困難さ、他者との関わりを開始し維持することの困難さ（過度に受け身、一方的になりやすい）などがあります。言葉の使い方も特徴的で、話し言葉の遅れやオウム返し、説明の苦手さなどがよく見られます。言外のニュアンスを察知し、言葉を文脈に応じて解釈することも苦手です。自分の置かれた環境に不釣り合いな丁寧すぎる言葉遣いや言葉の選択をすることもあります。また、身振りや視線の使い方、表情などもコミュニケーションには重要な役割を果たしますが、これら非言語コミュニケーションの意味合いを正確に察知することが困難で、使用に際してもぎこちなさが目立ちやすいです。②もASDで見られる特徴的な症状です。特定の手順や日課を繰り返すことへのこだわり、常同的な動作（手をひらひらさせるなど）、普段どおりの状況や手順が急に変わった時の強い戸惑いや混乱、興味や関心の偏りなどがよく見られます。興味を持った領域に関しては膨大な知識を持つ反面、ごく当たり前のことを知らなかったりすることもよくあります。③としては、特定の音を過度に嫌がるなど感覚刺激に敏感な「感覚過敏」がよく知られていますが、痛みや熱さなど特定の感覚刺激に気づきにくい場合もあります。また、水遊びなどの感覚遊びに没頭してなかなかやめられないなど、感覚的側面に対する並外れた興味を示す「感覚

探求」が見られることもあります。特に、「感覚探求」はASDに特徴的だと言われています。

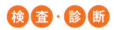

問診、行動観察、心理検査 医学的検査などをもとに診断

ASDを疑われて病院を受診した場合、まず、受診に至った経緯と受診時点での気がかりについて具体的に確認します。次に、妊娠中の様子や発達の経過、成育歴、集団生活における様子などの詳細な問診と行動観察を行います。母子手帳や連絡帳、通知表などの客観的な情報があればそれも参照します。そのようにして社会性の発達の様相や症状に関する情報を集めていきます。さらに心理検査、必要に応じて脳波検査などの医学的検査も実施し、①他者とのやり取りの困難さ、②こだわりの強さ、③感覚の特異性が診断基準を満たすか否かを確認します。そして、発達水準や適応状況も考慮し、診断基準を満たした場合にASDと診断します。知的障害の有無やその程度、学習障害や注意欠如多動症など他の神経発達症、てんかんなどの併存症に関する評価も併せて行います。社会性の発達に関して乳幼児のASDに見られやすい兆候を表に示します。

（表）

乳幼児期に見られやすいASDの兆候（社会性の発達）
視線が合いにくい
名前を呼ばれたときの反応が弱い
養育者が指さした／見ているものを一緒に見ようとする行動の獲得が遅れる
何かに興味を持った時、指をさして伝えようとする行動の獲得が遅れる
見てほしいものがある時、それを見せに持ってくることが少ない
いつもと違うことがある時、養育者の顔を見て反応を確かめることが少ない
意思を伝えようとするときに、視線や表情、身ぶりなどを効果的に使うことが少ない
身近な人がすることや発する言葉を真似することが少ない
総じて、他者に興味を示すことが少ない／他者からの働きかけへの反応が薄い

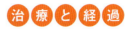

環境調整、特性に応じた対応 療育などで育ちを支援

ASDはユニークな脳タイプであり、目で見て理解し覚えることが得意、パターンとして捉え覚えるのが得意といった強みを持つ一方で、注意の向く範囲が狭く切り替えが困難、明示されていない情報の理解が困難、重要な情報の弁別や要点の把握が困難、状況に合わせた行動の組み立てや柔軟な調整が困難といった特徴を有しています。また、人よりものに注意が向きやすく、その場で期待される行動や相手の気持ちを「自然に」察することも困難です。そのため、

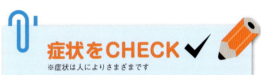

※症状は人によりさまざまです

- ☐ 視線が合いにくい
- ☐ マイペースな行動や場違いな対応が目立つ
- ☐ 人の気持ちや意図が分かりにくい
- ☐ 言葉の遅れなど、言葉での意思疎通が難しい
- ☐ 言われた言葉をオウム返しする
- ☐ 会話が一方的でやり取りが続かない
- ☐ どのように、なぜ、といった説明ができない
- ☐ 言われたことの場面に応じた理解が難しい
- ☐ 冗談や皮肉がわからず、文字通り受け取る
- ☐ 物を同じやり方で繰り返しいじる
- ☐ 普段通りの状況や手順の変更を嫌う
- ☐ 勝ち負けや順位・独自のルールにこだわる
- ☐ 特定のテーマに関する知識獲得に没頭する
- ☐ 感覚刺激に過敏／鈍感、感覚遊びへの没頭

病気と治療　子どもの病気

生活に必要なさまざまなことを、周囲の人たちとやり取りしたり、観察したり真似したりしながら「自然に」学ぶことが難しいと推察されます。また、得意なことと苦手なことのばらつきが大きく、勉強などはよくできる場合も多いです。そのため、特性が目立ちにくい子どもの場合、期待される行動を自発的に起こせず、ずれた行動をしてしまうと「気が利かない、わがまま」などと誤解されやすいです。そして、頭ごなしに叱責されることが重なると、「自分はいつも否定される」、「嫌われている」などと誤解し、自信を失い、周囲への不信感が強まるなど、二次障害に発展してしまうことがあります。従って、ASDの支援では、早期の段階でやり取りの苦手さやこだわりの強さ、感覚の特異性や情報処理の特徴を周囲が認識し、環境調整や特性に合わせた支援や療育を継続することが望まれます。幼少期には、療育により日常生活スキルの獲得やコミュニケーションスキルなどの発達を促していきます。養育者に対しても、子どもの特性や好ましい関わり方のガイダンスなどを通して、良い親子関係が育めるように支援していきます。そして、幼稚園、保育園、学校などでも特性や発達段階に応じた肯定的で一貫した支援を継続し、成人期の安定した生活に必要なスキルを伸ばし、人と経験を共有することに少しでも喜びを感じられるように、肯定的な自己像を描けるようにサポートしていくことが望まれます。医療機関では、診断ならびに医学的な観点からの支援を行いますが、不眠や情緒・行動上の問題、さまざまな併存症に対して薬による治療が検討されることもあります。

当院の治療の特色
子ども専用の診療エリア
多職種で包括的に支援

　当院では、お子さんにも安心して受診してもらえるよう、子ども専用の診療エリア「子ども外来」を設けています。また、医師と心理療法士、児童指導員などのコメディカルスタッフがチームで診療にあたり、医師による診察に加え各種心理検査や行動観察などを行い、精神状態を多角的に評価します。そして、医師による精神療法、家族ガイダンス、薬物療法、心理療法士や児童指導員による心理面接、プレイセラピー（遊戯療法）などを行います。必要に応じてソーシャルワーカーも介入し、教育機関や福祉機関などと連携しながらその子どもらしい育ちを包括的に支援します。親御さん向けのペアレントトレーニングなどの外来プログラムも実施しています。また、必要に応じて児童精神科専門病棟での入院治療も行っています。入院中は中原特別支援学校（小学部、中学部）の訪問教育を受けることもできます。

よくある質問

Q. ASDは親の育て方が原因ですか？

A. ASDの原因はまだ解明されていませんが、これまでの多くの研究から、親の育て方やしつけ方が原因ではないことがわかっています。ASDは遺伝的な素因と環境的な要因が複雑に影響し合い、人付き合いに関わる神経回路（社会脳）などの配線や反応の仕方が多数派の人たちとは異なるパターンを示すようになったものと考えられます。

Q. ASDの治療ではどのような薬を使いますか？

A. 薬物療法でASDの特性を根本的に治療することは難しいとされていますが、症状が落ち着くことで生活が送りやすくなる可能

性があります。具体的には、睡眠障害に対するメラトニン、かんしゃくや激しい興奮などに対する抗精神病薬（リスペリドン、アリピプラゾール）、てんかんや注意欠如多動症などの併存症に対する治療薬などを使用することがあります。

Q ASDの支援のポイントを教えてください

A. ASDの支援では、①目で見て理解し覚えることが得意、パターンとして捉え覚えるのが得意といった強みを生かすこと、②刺激や情報が多い、見通しが持ちにくい状況では混乱しやすい点に配慮することが望まれます。具体的には、苦手な感覚刺激や余計な刺激を減らすなどの「環境調整」や、今・ここで何をしたらいいのか、どのようにすればいいのか、どれくらいすればいいのか、どうなれば終わりか、次は何をするのかを手順書やスケジュールなどで明確に示す「構造化」、具体的で明確な手がかりを視覚的に示す「視覚支援」などを行います。これらの工夫を行うことにより、気持ちが落ち着き、集中しやすくなります。また、今何をすればよいかわかりやすくなります。その結果、自発的な行動が起こりやすくなり、自己効力感も高まりやすくなります。さらに、適切な行動に注目し具体的にほめるなど肯定的で一貫した対応を心掛けること、やり取りが成立しやすいように工夫しながらソーシャルスキルや自発的に人に関わろうというマインドを育てていくこと、感情や衝動の調整の仕方などセルフコントロールの技術を教えていくことなども重要です。

最後に、ASDの子どもと話す時の留意点を挙げておきます。参考にしてみてください。①低めの落ち着いたトーンでゆっくり話す　②具体的に簡潔に話し、指示は一つずつ伝える　③否定形、皮肉、曖昧な表現は避ける　④選択肢の提示、はい／いいえ式質問を心がける。

症例 PICK UP!

粗暴な言動を主訴に受診。特性に合わせた対応により行動が改善した小1男児のケース

小学1年生（7歳）男児／自閉スペクトラム症
通常級在籍／乳幼児健診での指摘なく未診断

症状　一人遊びを好み、予定の変更が苦手だが、乳幼児健診での指摘はなく、マイペースでこだわりが強い子と両親は捉えていた。通常級に就学したが、小学1年の6月頃より、他児が笑うと馬鹿にされたと殴り掛かる、大きな音や大声での注意に立腹し物に当たるなどの粗暴な言動が目立つようになったため、学校からの勧めで当院を受診した。

治療　発達歴、行動観察所見、心理検査の結果よりASDと診断。そして、粗暴な言動と関連した本児の課題をASDの観点から整理し、両親、担任教師と共有し、ASD特性に合わせた支援を開始した。

経過　環境調整（大きな音など苦手な感覚刺激の調整）、構造化・視覚支援（手順やスケジュールの呈示、変更の予告など）、粗暴な言動への対応（落ち着きやすい場所に穏やかに誘導、落ち着いたところで気持ちを切り替えられたことを具体的にほめるなど）、意図や気持ちの読み違いへの対応（視覚化し分かりやすく解説するなど）を継続する中、イライラすることが減じ、粗暴な言動は見られなくなった。ASD特性に合わせた支援により、本児の情緒のベースラインが安定し、本来の力が発揮しやすくなり、感情や衝動を調整するスキルも増したと思われる。

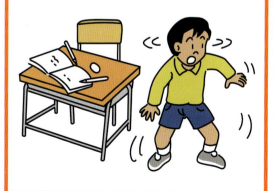

病気と治療 　子どもの病気

3. その他の発達障害

どんな病気？

前ページの自閉スペクトラム症（ASD）の他にもさまざまな発達の凸凹が認知されるようになっており、能力の優劣や欠如ではなく神経多様性という観点から語られるようにもなってきています。ここでは、その内のいくつかをとりあげてみています：注意欠如・多動性障害（ADHD）、限局性学習症（LD/SLD）や知的発達症（IDD）、発達性協調運動症（DCD）、チック症／トゥレット症候群（TD）。

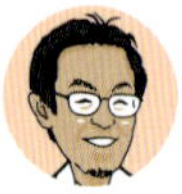

精神科　西村 泰亮　｜　医師
　　　　にしむら たいすけ

（図1）**発達障害の種類**
※厚生労働省 社会・援護局 障害保健福祉部「発達障害の理解のために」（2008年）より改変

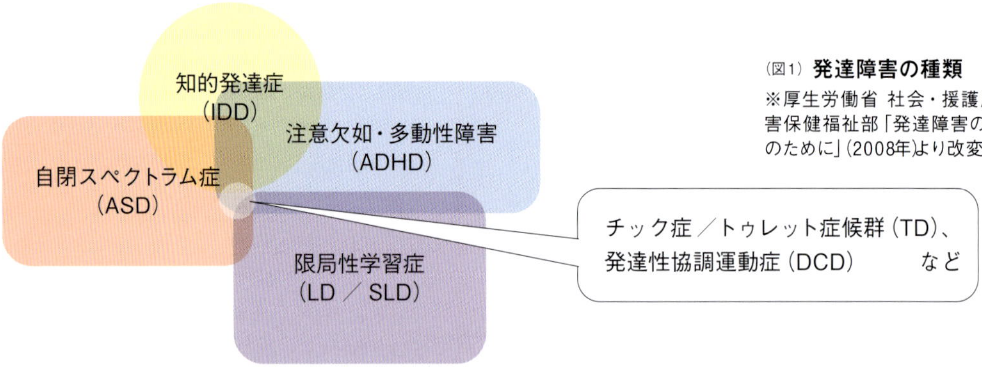

- 知的発達症（IDD）
- 注意欠如・多動性障害（ADHD）
- 自閉スペクトラム症（ASD）
- 限局性学習症（LD／SLD）
- チック症／トゥレット症候群（TD）、発達性協調運動症（DCD）　など

症状

さまざまな発達症の種類と認知・情緒・行動面の特徴

注意欠如・多動性障害（ADHD）

「不注意」や「多動・衝動性」の特徴が見られます。「多動性 - 衝動性優位型」「不注意優勢型」「混合型」など、患者さんによって目立つ症状にバリエーションがあったりします。

「不注意」…忘れっぽく集中できない

「多動・衝動性」…じっとしていられない（多動性）、考える前に行動してしまう（衝動性）

（図2）学習障害について

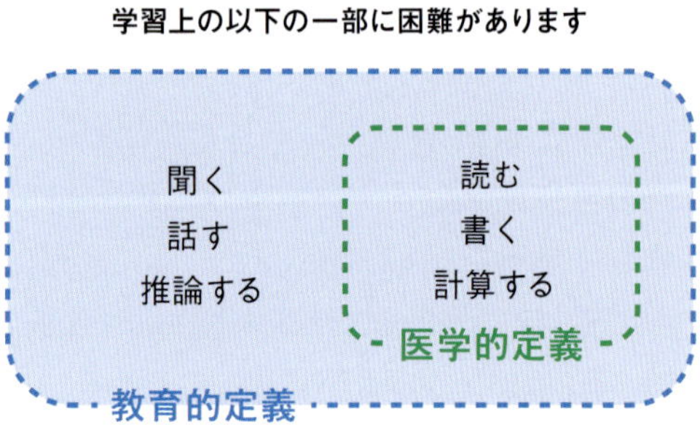

学習上の以下の一部に困難があります

- 聞く
- 話す
- 推論する
- 読む
- 書く
- 計算する

医学的定義／教育的定義

限局性学習症（LD／SLD）

知的な遅れはないが学習上の能力のどれかの習得や活用が困難で、学習の得手・不得手に大きなばらつきが見られます。（図２）

知的発達症（IDD）

おおむね18歳未満に明らかな知的な遅れ（目安としてIQ70以下）が生じ、日常生活への適応に困難が見られます。

＊IQについては検査時の状態、就学状況や生活環境によって変わっていくこともあります。

（図3）**知的障害～IQの目安**

最重度	重度	中度	軽度	境界域	標準
〜20	20〜35	35〜50	50〜70	70〜85	85〜

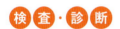

チック症／トゥレット症候群（TD）

意図せずにとってしまう行動が見られ、通常は幼児・児童・思春期に発症し多くは徐々に軽快します。

- **運動性チック**　目をパチパチさせる、顔をしかめる、肩をすくめるなど
- **音声チック**　咳払い、鼻を鳴らす、奇声を発する

発達性協調運動症（DCD）

運動や動作にぎこちなさが生じたり、姿勢に乱れが生じ日常生活に支障が出てしまう特徴が見られます。

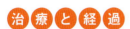

検査・診断

生育歴、外部情報、行動観察・心理検査による多角的評価

面接、行動観察、（心理）検査、外部からの情報を必要に応じて確認し、評価していきます。

＊発達の凸凹を評価していく過程で限局性学習症など、当院で評価などが難しい特性（症状）が疑われる場合、診察時（あるいは受診相談時）に他院での評価・並診をお勧めすることもあります。

治療と経過

その時々の状況に合わせた無理のない対応

診療開始後も本人の状態や生活環境により症状も変化するため、状態に応じて、心理社会的治療（環境調整、心理教育、特性に合わせた対応の検討）や薬物療法を行い、２次的な情緒障害の予防／軽減や症状の改善を目指します。

よくある質問

Q. 何種類かの発達症を併発することもあるのですか

A. 上述した発達症の併存は時々見られ、本人の状態や生活環境により変化するので、その時々のニーズ合わせて対応を一緒に考えていきます。

症状をCHECK

※症状は人によりさまざまです

注意欠如・多動性障害（ADHD）

- □ 忘れっぽい
- □ 落ち着きがない
- □ 考える前に動いてしまう

限局性学習症（LD /SLD）

- □ 読む、書く、計算などのどれかが特に苦手
- □ 落ち着きがない

知的発達症（IDD）

- □ 全体的に成長・発達が遅い

チック症 / トゥレット症（TD）

- □ 目をぱちぱちさせる、咳払い、喉を鳴らす

発達性協調運動症（DCD）

- □ 動作や姿勢がぎこちない

参考文献：
https://heart-net.nhk.or.jp/heart/contents/4_3/index.html
https://hizen.hosp.go.jp/patient/mental-illness/
https://www.mhlw.go.jp/seisaku/17.html

病気と治療 子どもの病気

4. 不登校

どんな病気?

文部科学省では病気などを除いた理由で年間30日以上休んでいることを不登校と定義しています。不登校小中学生の数は年々増加しており、令和4年度の調査では約30万人と報告されており、これは全小中学生の約3.2％に当たります。不登校の小中学生は多彩な症状を呈することが多く、原因が明らかなものから、はっきりしないものまで多種多様です。不登校そのものは病気ではありません。学校だけでなく、本人の特性や周囲との関わり、さまざまな要因が重なった結果です。家族が孤立せず、学校や関係機関と協力しながら本人に寄り添っていくことが重要です。

 精神科　諸岡 知美（もろおか ともみ）｜医師

症状
多彩で変動しやすい症状が特徴

不登校の初期には、「登校したいけれども登校できない」という葛藤が患者さんには生じています。その葛藤が、身体がだるい、なんとなく具合が悪い、頭が痛い、お腹が痛いなどの症状として現れることが多いとされています。これらの症状の特徴として症状の強さや場所が移動しやすい特徴があります。また、学校を休んでよいと言われると症状が緩和したり、朝は体調が悪いが昼頃には比較的元気になっている、土日や長期休暇中は症状の訴えがなくなるなどの特徴が見られたりもします。登校できず自宅にいる時間が長くなってくると、怒りっぽさやイライラ感が見られることがあります。

検査・診断
不登校自体は病気ではない 除外診断が重要

体調不良があれば、血液検査、起立試験、画像検査など必要な検査を行うことがあります。また、検査を行う中で以下のようなことについても検討を行います。

①**身体疾患**：起立性調整障害、過敏性腸症候群、貧血、甲状腺疾患、片頭痛などが背景にある場合があります。

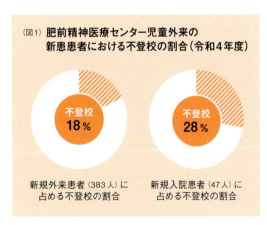

(図1) 肥前精神医療センター児童外来の新患患者における不登校の割合（令和4年度）

不登校 18％　新規外来患者（383人）に占める不登校の割合

不登校 28％　新規入院患者（47人）に占める不登校の割合

②**神経発達症**：学習障害や知的な問題から学習での困難を訴える場合や、自閉スペクトラム症や注意欠如・多動性障害に起因した友人関係でのトラブルなどが背景にある可能性も考えられます。
③**精神疾患**：意欲が低下し、気分の落ち込みが見られるうつ病、過度に不安が強い不安症、誰かに見られているような感じがずっとあるという統合失調症の前段階なども考えられます。
④**児童虐待、学校でのいじめなど**

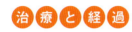

回復の過程は個人差あり 慌てず焦らず

まずは心身の回復を図ることが重要です。規則的な生活リズム、食事摂取などの基本的なことを継続できるように周囲がサポートしてあげることが重要です。身体の症状がある場合は、症状に合わせた薬を使用することがあります。

また、家族が学校と連絡を取ったり、その他スクールソーシャルワーカーなどとつながることも重要です。学校外にも、適応指導教室やフリースクール、教育支援センターなど家族が相談できたり、患者さんが通えるところもあります。このような教育支援センター、フリースクールなどの民間施設の利用が条件を満たせば出席扱いとなったり、最近ではICTなどを利用した学習支援もあります。そのような学校外の支援機関とつながること、家族の健康も大切です。不登校の患者さんの親の会などもあります。

よくある質問

Q. 子どもが不登校になりました。どのように接するとよいでしょうか？

A. 不登校の患者さんを支える家族はとても不安で心配な気持ちでいっぱいかと思います。しかし、それは患者さんも同じです。家で安心して休めるような声掛けをしてあげてください。また自尊心が低下し、自信を失っている患者さんもいます。家族が患者さんを大切に思っていることや、何か手伝えることはないか尋ねたりして応援している姿勢もとても重要です。

家族としてはどうして学校に行けないのか、学校でどんなことがあったのか知りたい気持ちもあると思います。しかし患者さんの中には、どうして行けないのか自分でもわからなかったり、辛くて言い出せないということもあります。無理に聞き出そうとせず、患者さんが自身の言葉で話せるようになるまで待ってあげることも大切です。

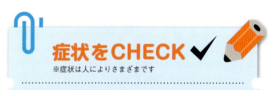

症状をCHECK ✓
※症状は人によりさまざまです

- ☐ 朝はなかなか起きられない
- ☐ 登校前に腹痛、吐き気などを訴えてトイレにこもる
- ☐ 朝は体調がよくないが、学校を休むと昼頃からは普段と変わらず元気に過ごしている
- ☐ 夜は明日は学校に行くと話すが、翌日になるとなかなか動けない
- ☐ 制服に着替えるが、玄関から出られない
- ☐ 休みの日は元気そうにしている
- ☐ 体調不良について小児科の診察や検査でも特に異常はない
- ☐ 人目を気にして外出できない
- ☐ ゲームやネットに依存的になり昼夜逆転の生活になっている

病気と治療　子どもの病気

5. 児童虐待（愛着障害）

どんな病気？

「児童虐待」という言葉が世間に広く認知されるようになり、虐待関連の痛ましいニュースを見ない日はないほどです。虐待が子どもに与える影響は多岐にわたり、たとえ虐待がなくなった後でも、その子の感覚やものの考え方、性格傾向、人との関係性、衝動のコントロール、学習能力など複雑に影響し続け、その子の本来の力を出せなくなるどころか、精神疾患の発症のリスクを高め、また次世代に虐待を連鎖させてしまう可能性がある、ということが近年分かってきています。

精神科　児童精神科

三好 紀子　｜　医長
みよし のりこ

症状

愛着障害

幼少時から虐待的環境に置かれた子どもは愛着障害という状態を呈することがあります。愛着とは乳幼児期に主な養育者との間にできる絆のパターンで、その後の対人関係の基礎になるものです。

愛着障害のタイプ

A 反応性愛着障害（過度に大人との情緒的な関わりや援助を求められないタイプ）：必要な時に必要なケアを受けることができない状態で生育すると、子どもは自分から感情を表現したり求めていくことをしなくなります。周囲の大人がケアしようとしても、甘え方が分からないので、困惑して拒絶的になったり逆にイライラして逃げたり攻撃的になることがあります。対人関係の障害を持つ自閉スペクトラム症（ASD）との鑑別が必要になったり、合併することもあります。

B 脱抑制型愛着障害（過度に大人に人見知りなくべたべたするタイプ）：見慣れない大人に対しても警戒心を抱かず、逆にべたべたし、かまってもらおうとするタイプです。過度に言葉や身体的な接触を求め、落ち着きなく周囲の注目を引こうとし続けます。多動・衝動性が目立つ注

児童虐待の4つの分類	
身体的虐待	殴る／蹴る／叩く 投げ落とす／激しく揺さぶる やけどを負わせる 溺れさせる／首を絞める 縄などにより一室に拘束する
性的虐待	子どもへの性的行為／ 性的行為を見せる 性器を触るまたは触らせる ポルノグラフィの被写体にする
ネグレクト	家に閉じ込める／ 食事を与えない／ひどく不潔にする 自動車の中に放置する 重い病気になっても病院に連れて行かない
心理的虐待	言葉による脅し／無視／ きょうだい間での差別的扱い 子どもの目の前で 家族に対して暴力をふるう（DV） 兄弟に虐待行為を行う

意欠如・多動性障害（ADHD）と鑑別が必要になったり、合併することもあります。

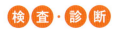

以下の診察や検査所見を通して総合的に診断をします

①成育・発達歴の聴取
診断をする際には必ず出生時からの詳細な成育発達歴の聴取を行います。

②本人の面接場面の行動観察
身体や精神的な発達の状態を診察します。言動、コミュニケーション時の反応の様子やプレイルームで遊びの様子を観察したりします。

③身体的な一般的な検査
身体的な疾患がないか、身体診察を行ったり、可能な場合は採血や脳画像、脳波など試行することがあります。

④心理・発達の検査
知能検査や発達検査、その他の種々の心理検査を施行し、本人の知的・精神的・行動の評価をし、精神科的な診断の補助にします。

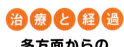

多方面からのアプローチ

一言で愛着障害と言っても、子ども側の要因（何らかの育てにくさ）や大人側の要因（養育者の精神的な状態、家族関係、経済的状況など）、そしてそれが混在した状況下で愛着障害を呈してしまっていることがほとんどです。

①ペアレントトレーニング
当院では今まで「発達障害児を育てる人のための親訓練プログラム（お母さんの学習室）」や「PCIT（親子相互交流療法）」、「CARE（子どもと大人の絆を深めるプログラム）」など公認心理師と協力して養育者のエンパワーやスキル向上のプログラムに取り組んできています。

②環境調整
家庭や園、学校に対して介入法がないかを一緒に探します。発達障害などの障害特性をお持ちのお子さんに対しては、福祉サービスなどの利用につなげることもあります。

③薬物調整
育てにくさの背景にADHDなどの特性や睡眠障害が隠れていることもあり、状況に応じて薬物療法を提案します。

④児童相談所・市町との連携
ケースによっては市町村や児童相談所と連携を取って治療にあたることがあります。

連続した切れ目のない支援・多職種連携の強み

当院は児童精神科を専門とする医師に加え公認心理師や看護師、ケースワーカーや作業療法士などの多職種がいます。また、成人の精科部門もあるため、児童から思春期、その後の青年・成人期まで連続した支援や治療を提供することができることは大きな強みです。

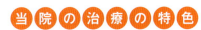

Q. 子育てがつらく わが子に愛情を持てません これも一種の愛情障害でしょうか

A. 受診の結果、育てにくさや問題行動の背景に、愛着障害と診断されるほどではなくても愛着の問題が潜んでいることはよくあります。また、逆に「親の愛情が足りないのでは」と周囲から言われていても、発達障害の要素が強い「もともと育てにくさのある」お子さんであった、ということもあります。厳密な線引きは難しいのですが、幼少時からの発達成育歴と行動観察、さまざまな検査からある程度の見立てを行いながら介入できるポイントを探っていきます。

病気と治療　子どもの病気

6. 重症心身障害 強度行動障害

「強度行動障害」は福祉・行政分野で定義された概念で、医学的な診断ではありません。「精神科的な診断として定義される群とは異なり、直接的他害（かみつき、頭突きなど）や、間接的な他害（睡眠の乱れ、同一性の保持など）、自傷行為などが通常考えられない頻度と形式で出現し、その養育環境では著しく処遇困難なものであり、行動的に定義される群」とされています（1989年の行動障害児（者）研究会による報告書）。その状態像は、おおむね「重度知的障害を伴う自閉スペクトラム症」と言われています。

精神科 山元 美和子　やまもと みわこ　｜　療育指導科長

自閉スペクトラム症の特性を評価し、障害特性に基づく行動の理解が必要

本来、重症心身障害児（者）とは、「重度の知的障害と重度の肢体不自由を併せ持つ」児（者）と児童福祉法では定義されています。しかし、いわゆる「（動く）重症心身障害（者）」の定義は「重度の知的障害はあるが、運動機能については歩行障害〜走れる程度の者」とされています。国立病院機構では行動障害のある患者さんの治療を手厚い医療が提供できる重症心身障害医療の枠組みで行ってきた歴史があります。

強度行動障害とは「精神科的な診断として定義される群とは異なり、直接的他害（かみつき、頭突きなど）や、間接的な他害（睡眠の乱れ、同一性の保持など）、自傷行為などが通常考えられない頻度と形式で出現し、その養育環境では著しく処遇困難なものであり、行動的に定義される群」とされています。自閉スペクトラム症と関連することも多いとされています。

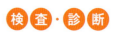

福祉の現場で使用される指標と、医療の現場で使用される指標がある

強度行動障害は医学的な診断ではありません。強度行動障害の程度を判断する判定基準は、福祉と医療で使用されているものがあります。（表）また、強度行動障害がある人は、重度の知的障害と自閉スペクトラム症を併せ持つ人が多いとされており、知的な能力の状態を評価する心理検査や自閉スペクトラム症の有無を評価する検査などを行い、状態を把握します。

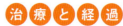

多機関で連携し、その人らしい生活を支えていくことが重要

本人の障害特性を評価し、強度行動障害の一

義的な対応と考えられる環境調整を行います。薬物療法はあくまで対症療法であり、環境調整と両輪で行うことが必要不可欠です。環境調整のヒントとなる考え方には、自閉症支援の視覚化・構造化、行動療法の考え方などが活用でき、その詳細や効率的に情報を共有するための基本情報シート、生活状況シートなどは『多職種チームで行う 強度行動障害のある人への医療的アプローチ』（独立行政法人国立病院機構肥前精神医療センター監修　會田千重編集　中央法規出版）をご参照ください。

多職種・多機関で連携しながら強度行動障害のある患者さんを支え続け、本人の生活が改善するための変化の糸口を探ります。「強度行動障害のある人への支援とは、行動の改善をゴールとするのではなく、強度行動障害の状態にあることで参加の機会や本来行使できる権利を行使できない人のよりよい暮らしを考えていくこと」（『本人の「困った！」、支援者の「どうしよう…」を軽くする強度行動障害のある人を支えるヒントとアイデア』　西田武志・福島龍三郎編著　中央法規出版）だと言えます。

さまざまな機関が連携しできることを持ち寄り、その人らしく生活できるための支援を継続することが重要です。

（表）**強度行動障害判定基準表**
出典：厚生労働大臣が定める児童等（平成24年厚生労働省告示第270号）

行動障害の内容	1点	2点	3点
ひどく自分の体を叩いたり傷つけたりする等の行為	週に1回以上	1日に1回以上	1日中
ひどく叩いたり蹴ったりする等の行為	月に1回以上	週に1回以上	1日に頻回
激しいこだわり	週に1回以上	1日に1回以上	1日に頻回
激しい器物破損	月に1回以上	週に1回以上	1日に頻回
睡眠障害	月に1回以上	週に1回以上	ほぼ毎日
食べられないものを口に入れたり、過食、反すう等の食事に関する行動	週に1回以上	ほぼ毎日	ほぼ毎食
排せつに関する強度の障害	月に1回以上	週に1回以上	ほぼ毎日
著しい多動	月に1回以上	週に1回以上	ほぼ毎日
通常と違う声を上げたり、大声を出す等の行動	ほぼ毎日	一日中	絶えず
沈静化が困難なパニック			あり
他人に恐怖感を与える程度の粗暴な行為			あり

よくある質問

Q 在宅生活で一時的に預かり先を見つけたいが、どうしても預かり先が見つからない時にはどんな制度がありますか？

A 当院の療養介護病棟では、医療型短期入所を行うことができる施設になっています。お住いの自治体が医療型短期入所や療養介護の支給が可能と判断したケースで利用することができます。もし、福祉のショートステイを利用したいけれども、利用できる福祉施設が見つからない場合は、お住いの地域の総合相談窓口や、役場の担当窓口、発達障害者支援センターなどにご相談されてみてはと思います。

症状をCHECK ✓
※症状は人によりさまざまです

- ☐ 激しく自分を傷つける行動がある
- ☐ かみつく、叩く、蹴るなど他者を傷つける行動がある
- ☐ 激しい器物破損がある
- ☐ 睡眠の障害が強い
- ☐ 反すうや異食があり生命のリスクがある
- ☐ 排泄に関する強度の障害がある（便を塗るなど）
- ☐ 強いこだわりがあり、激しいパニックがある

病気と治療　子どもの病気

More Information 🔊

・児童思春期病棟の紹介・

入院生活を通して、長期的によりよい育ちをサポート

家庭や学校などの生活の中でさまざまな困難を抱えているお子さんを、入院生活を通して見立てを行い、薬物治療だけでなく、個別、集団療育を通してよりよい成長のお手伝いをします。

精神科　三好 紀子　みよし のりこ　｜　医長
　　　　　益田 和利　ますだ かずとし　｜　看護師長

入院治療について

当院には児童思春期専用の病棟があります。40床で20歳未満の方を受け入れています。入院対象になるお子さんの疾患は多岐にわたっており、それぞれの特性、状態・疾患に対応した看護と必要な治療を行うべくスタッフは日々奮闘しています。

入院治療の適応

命の危険性がある、もしくは日常生活が送れないほどの状態になった場合は入院を検討しますが、それぞれの家庭事情やお子さんの状態があるため、外来で話し合い、入院の目的や期間を決めていきます。そのお子さんの全ての問題が入院で解消されるわけではないため、退院後の生活が安定して送れるよう入院中に積極的にケースワークを行い、その子のよりよい育ちを長期的にサポートしていきます。

入院治療の目的

入院治療の目的はさまざまですが、例を挙げると以下のようなケースがあります。
①評価・薬物調整

入院することでより診断や薬物調整をしやすくなることもあります。日々の生活の中でのそのお子さんの状態、変化を観察し調整していきますので、数か月かかることが多いです。
②休養・生活リズム改善

疲弊し、うつ状態になっているお子さんも多く、その場合は入院をすることで休養がとれることもあります。また、自宅生活では昼夜逆転などの生活パターンを変えることが難しくても、入院して規則正しい生活を送ることで、生活リズムを元に戻すきっかけにするお子さんもいます。そのお子さんの状況や希望によりますが、数週間から数か月程度の入院を行います。
③心理教育

ゲーム症などの心理教育目的で入院を希望される時に数週間程度入院することもあります。
④命の危険を守るための入院

死にたい気持ちが高まり、自殺企図など命の危険があると判断される時、命を守るための入院を行うことがあります。
⑤統合失調症などの治療

統合失調症、もしくはその類似症状を疑う場合があります。この状態になると、混乱が強く、

食事や睡眠がとれなくなり、日常生活が送れない状態になることがあります。入院していただき安全を確保しながら、状態を評価し診断、薬物治療につなげます。

⑥強迫症　摂食障害などの治療

　これらの疾患も重度になると日常生活が送れないような状態になることがあります。その場合は入院して頂き、行動療法を使った治療を行うこともあります。

⑦人間関係の練習のための入院

　不登校などの状態の背景に、繰り返された挫折体験から「人や学校が怖い」「自分はダメな人間だ」と外への恐怖心や無力感を強く持っているお子さんは多いです。そのお子さんが「自分を変えたい、成長したい」と思ってくれるようになった段階で小集団の中で上手に遊べるようになるための練習を入院で行うこともあります。期間は数か月から半年くらい入院されることもあります。当院には小・中学生対象の中原特別支援学校の訪問教育がありますので、その間、転校して「学校にまた行ってみる」という経験を積んでいただくこともあります。

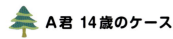
A君 14歳のケース

　小さいころからマイペースでおとなしく、集団内でトラブルになったことはない。中学校に進学後、特にいじめを受けたわけではないようだったが、徐々に朝起きられなかったり腹痛を訴えることが増えた。休むと腹痛は改善した。体育祭のあとから完全に不登校となり、昼夜逆転し、自室にこもって寝ているかゲームをするかで食事や入浴も不規則となった。心配した家族に連れられ当院を初診した。面接場面でA君は「（学校に）行かないといけないとわかっているけど朝になったらお腹が痛くなったり、体が動かなくなる」と暗い表情で語った。その後当院に通院を開始し、A君への接し方を親御さんも学んでいく中で徐々にA君も元気になっていき、家族と一緒であれば外食もできるようになった。その中で「行きたいけど学校に行くのはまだ抵抗がある」「外に出たり同世代の子を見ると緊張する」などと語るようになった。そのため、本人と①生活リズムを立て直す②小集団の中で程よい距離感で過ごす練習③困ったら大人に相談する練習などの目的を決め、児童思春期病棟に入院することになった。

　初めは慣れない環境で寂しく、泣いて帰りたいと話すこともあったが、親御さんのサポートもあり、入院を継続することができた。スタッフは頻繁な声掛けをし、きついときに気分転換ができるようにA君と一緒に工夫をしていった。その後療育活動に参加する中で徐々にゲームを通して他の男子と関わるようになり、数人で楽しそうに遊ぶ姿が見られるようになった。日中の活動が充実していくと夜もぐっすり眠れるようになっていった。しばらくすると、そのゲーム仲間のB君がA君からゲーム機を借りてしていることが他児の情報で発覚した。病棟には〝物の貸し借りをしない〟というルールがあったがA君は断れず、B君がエスカレートしていったようだった。A君に話を聞くと「初めはちょっとだけだったのでいいかなと思っていたが徐々にエスカレートした。断ろうと思ったが、一緒に遊んで楽しい時もあるしチクったと言われるのが怖くて言えなかった」という。スタッフはA君のきつかった気持ちに寄り添いつつ、一緒に対策を練った。A君はホールで他児と一緒にゲームをすることが楽しく、それはやめたくないようだった。B君は他児がいないところで要求してくることが多いことからA君はできるだけスタッフの目がある場所で過ごすようにすること、自室で過ごすときは他児が訪室することを禁止する「休憩中」カードを貼ることにした。また、しつこい場合はスタッフに相談に行くことをA君は頑張ってみることになった。療育の中でもスタッフはA君が適切な自己主張

ができるよう、援助していった。同時にB君の担当スタッフもB君への介入を始めた。これらの取り組みの中で徐々にA君は困ったらスタッフに相談することも増え、自分の力で少しずつ危険を回避したり、他児に主張することができるようになっていった。退院の話が出てくる頃には本人も学校外の居場所に行ってみてもいい、と言うようになった。ケースワーカーと見学や体験を行ってもらい、外出や外泊を繰り返し、入院から半年ほどたった頃A君は退院となった。退院後は通院を続けながら、適応指導教室を利用。徐々に頻度や利用時間を増やし、現在は毎日朝から通所し、最近は少しずつ学習にも取り組むようになってきている。

◆

もともとA君は集団の中で受け身であり、自分を守るためのラインの理解や適切な自己主張をすること、困ったときに大人に相談することなどが今までの生活の中でうまく獲得できていなかったと思われます。このようなお子さんは一見周囲からは"普通に過ごせている"と見られがちです。しかし集団の中で自分を守るための「NO」や困ったときに大人に相談する「HELP」が出せないと、子どもは集団の中でのきつさが積み重なり、思春期の時期に不登校という形で表れてくることがよくあるのです。

児童思春期病棟の歩み

昭和57年に、当院が児童思春期の情動行動障害に対する国立病院機構基幹施設に指定されたことを受けて、情動行動障害センターが開設されました。同センターの開設を機に児童精神科部門が正式に発足し、以来、当院では、20年以上にわたり主に行動療法的な観点からの児童精神医学の臨床実践・研究・研修を行ってきました。当病棟では、病状が比較的安定した高齢の成人患者さんと一緒に、家庭の中での生活が困難になってしまった子どもたちへ治療を行ってきました。また、院内に佐賀県立中原養護学校（現：中原特別支援学校）の訪問学級を設置し、学校に復帰するための支援も行ってきました。

平成19年7月、より専門的な質の高い医療を提供するために、当病棟は20歳未満の子ども中心の定数30名の児童思春期病棟として生まれ変わることになり、名前も新たに「つくし病棟」と名づけました。不登校や引きこもりなど幅広いタイプの患者さんに対応するための工夫を行っています。なお、平成26年、3月末に新病棟へ移転し現在、定床数は40名となっています。

児童思春期病棟の治療環境について

佐賀県内唯一の児童思春期病棟として、未就学から20歳未満の患者の入院を受け入れています。病棟の特徴として、病棟の構造を急性期・回復期・社会復帰期の3つのゾーンに分け、患児の疾患や特性に応じた環境を提供し、治療・看護を行っています。また、行動療法を基盤にした行動の構造化（どう動けばいいか、何をしたらいいか、文字や絵を用いて提示すること）を行いながら、強化子（ある行動をもっととりたくさせる刺激のこと）を用いてのルール確認を行い、自己効力感の向上など多職種が専門性を生かし、子どもの自立に向けた支援を行っています。入院時から退院後の生活を見据え、家族や児童相談所、支援学校、行政などの関係者との会議の機会を多く設け調整に努めています。また、入院中でも小中学生の子どもたちが学べるように、佐賀県立中原特別支援学校の訪問教育部と連携し、継続的な教育が受けられる学習環境を整えています。入院中でも訪問学級での学習支援を行うことで退院後の学校復帰に向けた支援を行っています。

治療プログラムと活動（療育）

自閉スペクトラム症などの発達障害を抱え

More Information

病棟の一日の流れ	
7:00	起床・身支度
8:00	朝食
9:00	体調チェック（検温）
10:00～11:00	療育
12:00	昼食
12:30	安静時間（自分の部屋で休む）
14:00	療育～15:00
15:00	おやつ
15:30	自由時間
18:00	夕食
20:00	就寝準備
21:00	消灯（部屋の電気が消える）

（表）病棟の一日の流れ

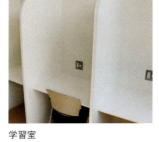
学習室

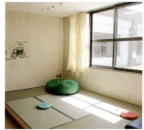
病棟ホール

る子どもたちの中には、他者とのコミュニケーションがうまくできず対人関係に悩みを抱えていることがあります。そこで、対人関係やコミュニケーションの向上を目的に、SST（ソーシャル・スキル・トレーニング：社会生活に必要な対人関係などを身につけるプログラム）やコグトレ（コグニティブトレーニング：「覚える」「数える」「移す」「見つける」「想像する」を伸ばすトレーニング）を取り入れた治療プログラムを作業療法士、心理士、看護師、保育士と協働し行っています。活動は、個別活動、小集団活動（2～4人程度）、大集団活動（5人～10人程度）を、子どもたち個々の障害特性や発達年齢、治療段階に応じて行っています。また、子どもの成長発達には、遊びが不可欠です。子どもたちは、遊びながらたくさんのことを学び、成長していきます。子どもの遊びは、発達段階に伴って変化します。そのため、活動（療育）においては、保育士が中心となり、未就学児や小学生などの発達段階に応じた創作遊び（ビーズ細工、木工細工）や体操、ゲームなどを取り入れた活動（療育）を行っています。

🫒 ゲーム障害プログラム

昨今、ゲーム障害による心身の障害の事例が多数報告され、インターネットやゲームの依存的使用度が社会的に重大な問題であると指摘されています。2018年には、WHO（世界保健機関）もゲームの過剰な利用で日常生活が困難になる「ゲーム障害」を依存症の一つとして認定しており、インターネットゲーム障害の好発年齢である児童期からの予防的介入が特に求められています。現在、子どもたちの学習環境においても、コロナ感染症流行の影響もありICT教育が推進され、タブレットなどのデジタル端末を利用した在宅学習やコミュニケーションツール、娯楽手段としての正しい側面もある一方で、依存的な側面も見逃せない状況もあります。家庭でのインターネットやゲームの利用時間が伸びがちとなり、それらの依存的使用にさらにつながりやすくなることも懸念されています。そこで、子どもたちが、インターネットやゲームと上手に付き合うために【ゲーム障害プログラム】を中心とした治療プログラムを行っています。また、入院中から子ども外来と連携した治療プログラムや家族教室を行っています。

他機関との連携

自閉症スペクトラム症などの発達障害を抱える子どもの治療は、その子どもを取り巻く環境を調整していくことが大切なことなので、地域機関（児童相談所・保健所・学校など）とも連携をとりながら、子どもだけではなく、その家族全体を支える仕組みづくりを重要視した治療に努めています。

病気と治療　依存症

7. アルコール依存症

どんな病気？

アルコール依存症とはお酒を飲むことをやめられず、日常生活に支障を来してしまう病気です。しかし、お酒はコンビニやスーパーなどで気軽に購入でき、日常的に目にする機会が多いため病気と認識されず、治療につながりにくいことが特徴です。しかし、病気が進行すると最悪死に至る恐れがあるため早期の治療や介入が必要になります。治療法としてはお酒を断つための断酒治療が一般的ですが、近年では酒量を減らす節酒も治療法の一つとして選択されることもあります。また、患者さんが治療につながる・継続するためには周囲のサポートや病気に対する理解も重要です。

精神科　松口 和憲（まつぐち かずのり）　｜　医師

症状
お酒を飲むことが生活の中で何よりも優先される

アルコール依存症は飲酒のコントロールが自分自身の力だけではできなくなる病気です。普段、私たちは「これ以上お酒を飲むと明日の仕事に影響が出る。」と判断し、その時点でお酒を飲みすぎないよう理性が働きます。しかし、アルコール依存症の患者さんは理性を越えて体や本能がお酒を強く求めてしまう状態になります。その結果、前日飲酒をしてしまい、翌日仕事に行くことができなかったり、「酒を買って来い」と家族に暴力をふるったり、飲酒運転をするなどさまざまな面で生活に支障を来してしまうのです。

検査・診断
実は身近にいる？お酒の飲み方に問題のある人とは？

アルコール依存症の診断基準は、後述の「症状をチェック」に示した6項目のうち3つ以上当てはまるとアルコール依存症と診断されます。また、飲酒の問題の程度を評価するテストとしてAUDIT（オーディット）（表）というものがあり、最近1年間のお酒の飲み方を振り返りながら採点します。40点が最高点でこのAUDITが20点以上の場合にはアルコール依存症が疑われ、生活に支障を来していることが考えられます。このAUDITの質問項目で「ドリンク」という単位が出てきます。下の表をご覧ください。

※参考：ドリンク数換算表（厚生労働省e-ヘルスネットより）　右ページ表AUDITのドリンク数の参考にしてください。

日本酒1合＝2ドリンク、ビール大瓶1本＝2.5ドリンク、ウィスキー水割りダブル1杯＝2ドリンク、焼酎お湯割り1杯＝1ドリンク、ワイングラス1杯＝1.5ドリンク、梅酒小コップ1杯＝1ドリンク

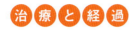

お酒を飲まなくなれば
アルコール依存症は治る？

　当院では患者さんが長く治療を継続できる環境を作りあげることを目標に入院と外来それぞれで治療を行っています。そして、治療で重要なのは表面的にお酒をやめることができたか否かだけに焦点を当てた治療をするのではなく、なぜ依存症になるまでお酒を飲むようになったのか、その根幹の理由を考える必要があります。実際当院にはお酒の飲み方以外にも多くの問題を抱えて来院する方が少なくありません。もしも皆さんから見てお酒の飲み方に問題がある人がいればぜひ専門医療機関への受診をお勧めします。

よくある質問

Q. 酔いやすい／酔いにくいお酒ってあるの？

A. お酒の種類によっては体から早く抜けるものもあると言われますが、基本的にアルコールを分解する速度というのはほぼ一定であるためお酒の種類によって早く抜けるということはありません。お酒の酔いの深さや抜けるまでの時間は体質や普段の飲酒習慣、そして飲んだお酒の総量（ドリンク数）と飲むスピードで変わります。一気飲みなどすれば途端に血液中のアルコール濃度が高くなり、酔いが深くなるのです。

症状をCHECK ✓
※症状は人によりさまざまです

- ☐ お酒が飲めない状況でも飲酒したいと強く感じたことがある
- ☐ 自分が決めていた時間や量を守れずに飲酒したことがある
- ☐ お酒を減らす or やめると手の震え、発汗、不眠、不安になるなどの症状が出ることがある
- ☐ 飲酒を続けた結果、酔っぱらう or 高揚感を得るまでに必要なお酒の量が増えた
- ☐ 飲酒のせいで予定していた仕事や付き合い、趣味を諦めることがあった
- ☐ お酒の飲みすぎで身体や心の病気になり、お酒のせいと理解しているが、それでもやめられない

(表)

AUDIT

1	あなたはアルコール含有飲料をどのくらいの頻度で飲みますか？					
	0. 飲まない	1. 1ヶ月に1度以下	2. 1ヶ月に1～4度	3. 1週に2～3度	4. 1週に4度以上
2	飲酒するときには通常どのくらいの量を飲みますか？				
	0. 1~2ドリンク	1. 3~4ドリンク	2. 5~6ドリンク	3. 7~9ドリンク	4. 10ドリンク以上
3	1度に6ドリンク以上飲酒することがどのくらいの頻度でありますか？				
	0. ない	1. 1ヶ月に1度未満	2. 1ヶ月に1度	3. 1週に1度	4. 毎日あるいはほとんど毎日
4	過去1年間に、飲み始めると止められなかった事が、どのくらいの頻度でありましたか？				
	0. ない	1. 1ヶ月に1度未満	2. 1ヶ月に1度	3. 1週に1度	4. 毎日あるいはほとんど毎日
5	過去1年間に、普通だと行えることを飲酒していたためにできなかったことが、どのくらいの頻度でありましたか？				
	0. ない	1. 1ヶ月に1度未満	2. 1ヶ月に1度	3. 1週に1度	4. 毎日あるいはほとんど毎日
6	過去1年間に、深酒の後体調を整えるために、朝迎え酒をせねばならなかったことが、どのくらいの頻度でありましたか？				
	0. ない	1. 1ヶ月に1度未満	2. 1ヶ月に1度	3. 1週に1度	4. 毎日あるいはほとんど毎日
7	過去1年間に、飲酒後、罪悪感や自責の念にかられたことが、どのくらいの頻度でありますか？				
	0. ない	1. 1ヶ月に1度未満	2. 1ヶ月に1度	3. 1週に1度	4. 毎日あるいはほとんど毎日
8	過去1年間に、飲酒のため前夜の出来事を思い出せなかったことが、どのくらいの頻度でありましたか？				
	0. ない	1. 1ヶ月に1度未満	2. 1ヶ月に1度	3. 1週に1度	4. 毎日あるいはほとんど毎日
9	あなたの飲酒のために、あなた自身か他の誰かがけがをしたことがありますか？				
	0. ない	1. あるが、過去1年にはなし	2. 過去1年間にあり			
10	肉親や親戚・友人・医師あるいは他の健康管理にたずさわる人が、あなたの飲酒について心配したり、飲酒量を減らすように勧めたりしたことがありますか？				
	0. ない	1. あるが、過去1年にはなし	2. 過去1年間にあり			

※厚生労働省 e-ヘルスネットより

病気と治療　依存症

8. 薬物依存症

どんな病気？

薬物依存とは薬物のコントロールを失ってしまう状態をいいます。"分かってはいるけれど、自力でやめることができない"そんな状態です。薬物と聞いて真っ先に違法薬物を思い浮かべるかもしれませんが、近年は違法でない薬物(市販薬や処方薬)の方が臨床上問題となることが多いです。誰にも頼ることができず、自力でなんとかしようと、薬物をドーピングのように使って頑張っていたら、いつのまにか薬物依存となってしまうことが典型的な経過です。快楽に溺れた人、根性が足りない人といったイメージは誤りで、治療が必要な脳の病気です。

精神科　宇佐美 貴士　医師
うさみ たかし

症状
薬物が生活の中心になってしまう病気です

　依存性がある薬物には、大麻、オピオイド(ヘロインやモルヒネなど)、コカイン、覚せい剤、有機溶剤(シンナーなど)、睡眠薬や抗不安薬などがあります。これらは脳内報酬系という場所に作用することで、気持ちよさを与えてくれます。リラックスして気分を落ち着かせることができたり、憂うつな気分を改善させ元気を出すことができたり、嫌なことを一時的に忘れさせたりと、自身にとってメリットがあると感じてしまえば、またその薬物が欲しくなります。この欲しいという気持ちを渇望といいます。この渇望は自身で抑えることが難しいくらいに強烈なものです。薬物を使うことはメリットだけではなく、デメリットも大きいものです。次第に仕事や学校に行けなくなるなど生活に支障を来します(社会的な障害)。薬物が生活の中心になってしまうのです。

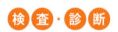
薬物の使い方を問診で確認します

　問診で薬物の使い方について確認し、コントロールを失っているかどうかを判断します。渇望の存在や、社会的な障害について評価していきます。脳、肝臓や腎臓といった臓器の障害を調べるために血液検査や頭部MRI検査を補助的に行うこともあります。

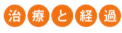
薬物ではない依存先を増やすこと

　やめたくてもやめられない状態になってしまうと、薬物のコントロールを取り戻すことは難しく、基本的には断薬を目指します。薬物の種類に

よってはやめ方に工夫が必要なことがあります。まずは、医療機関などに相談しましょう。どうしてその薬物が自身に必要だったのか、どんなメリットを与えてくれたのか、治療者と一緒に考えましょう。それを誰かと一緒に解決していくことが断薬の大きな流れです。通院や自助グループへの参加、治療プログラムへの参加などを通して、薬物ではない依存先を増やすことが必要です。

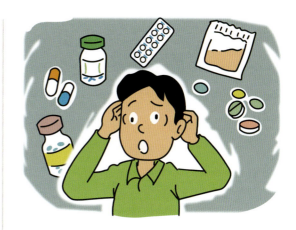

Q 違法薬物の使用について通報しますか？

A. 使用することは依存の症状の一つとして考えます。医療者には守秘義務もあり、病気の症状である再使用について通報することは原則ありません。再使用があればすぐに医療者に相談してほしいです。対応を一緒に考えたいと思います。ただ、医療の場を安全に保つために、売買や譲渡はおやめください。そういう事実が分かれば通報すること、治療をお断りすることもあります。

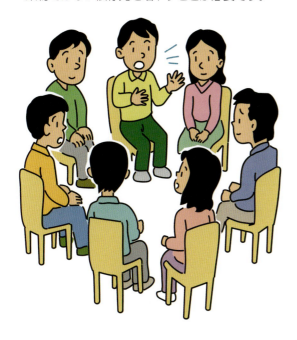

● よくある質問 ●

Q 違法でない薬物なら大丈夫ですか？

A. 近年医療機関を受診する薬物依存症の方の対象薬物は、処方薬や市販薬などの違法でない薬物が半分程度を占めています。いい薬と悪い薬で分けることは危険です。いい使い方なのか悪い使い方なのかを考えてみてください。悪い使い方をしているということは困っているということです。困っているのであれば、医療機関などに相談してください。

 症状をCHECK
※症状は人によりさまざまです

- ☐ 薬物を使うことがストレス発散になっている
- ☐ 薬物がないと生活するのが難しい
- ☐ 誰にも頼ることができない
- ☐ 薬物をやめたいと思っている
- ☐ 薬物を使った結果、生活に支障がおきている
- ☐ 薬物以外の楽しさが分からない

病気と治療　依存症

9. ギャンブル依存症

どんな病気？

ギャンブル依存症とは、ギャンブルを繰り返すうちにやめられなくなり、ギャンブル中心の生活になっていく病気です。これには、脳内の機能異常が関係していて、自分の意志ではギャンブル行為をコントロールできなくなっているのです。ギャンブル依存になると、借金をしてまででもギャンブルをしようとして、自分だけではなく家族や周りの人たちにも悪い影響を及ぼしてしまいます。このことで自分を責めてしまい、しまいには自分自身を傷つけてしまう危険もあります。回復には専門機関での治療のほかに、自助グループや回復施設に参加することが重要になります。

精神科　戸敷 和浩
とじき かずひろ　｜　医師

症状
ギャンブルがやめられない どこからが病気？

ギャンブルは、遊びの範囲なら楽しめるものです。しかし、ギャンブルにのめり込むケースも見られます。最初は楽しむために始めたギャンブルだったのに、ギャンブル行為が習慣化してしまうと、嫌なことや不安なことを忘れるためにギャンブルを行うようになります。繰り返すうちに脳内の神経回路が変化を起こしてしまい、自分の意志ではギャンブル行為をやめることが難しくなるのです。そうなると、その人の性格や意志の弱さの問題ではなく、依存症という病気に乗っ取られたかのようにギャンブル行為をするようになるのです。このようにギャンブルを止められなくなるような状態は、昔から「ギャンブル依存」や「病的賭博」と呼ばれて

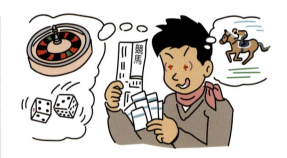

きました。それまで、ギャンブル依存は自己責任とみなされるところが大きかったのですが、2013年に「ギャンブル障害」として病気と認められるようになりました。

ギャンブル依存症の代表的な症状として、「嘘」「借金」があります。周りに嘘をつきながらギャンブルを続け、発覚した時にはすでに借金で首が回らなくなってしまっていることが、受診に至るよくあるケースです。

また、ギャンブル依存症の患者さんは併存症を多く伴います。うつ病、不安症、アルコール依

存症、ADHDなどを合併することが多い病気です。そして、特に気をつけるべきことは自殺の危険性が大きいということです。ギャンブル依存の患者さんは、借金などで現実的に切迫した生活状況に追われていることが多く、冷静な判断ができなくなっていることもあるので、周りの人は特に注意が必要です。

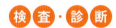

問診、心理検査などを もとに診断

　スクリーニング検査で大体の依存度をチェックした後、生活歴やギャンブル歴を問診し、画像検査や心理検査を加えて、総合的に判断します。そして、ことここに至るまでの経緯や患者さんそれぞれの背景を詳しく検討し、治療につなげます。

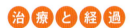

認知行動療法や自助グループに 参加し、一歩ずつ回復

　テキストブックなどを使い、ギャンブル依存に特化した認知行動療法を行なって回復を目指します。合併症などがあれば、薬による治療も行います。しかし、依存症には再発のリスクが常にあります。再発しないためにも、ギャンブラーズ・アノニマスといった自助グループ、回復施設および民間支援団体への参加もとても大事になります。また、家族にもギャンブル問題の影響が及んでいるケースがほとんどなので、家族は、家族や友人のための自助グループ・ギャマノンや民間支援団体に参加することが望ましいです。家族内での対応の仕方に困っている場合は、CRAFTと呼ばれる家族向けのプログラムもあります。

　借金がある場合は、周りが借金の肩代わりをしないことが重要です。司法書士や弁護士へ相談した方が良いでしょう。公的機関としては、法テラスや消費生活センターを利用できます。

よくある質問

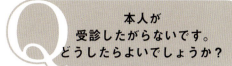

A. 患者さんは自分の置かれた状況を認めたくなく、冷静な判断ができていない場合がよくあります。このような時に怒ったり感情をぶつけたりすると逆に悪い状況になることがあります。まずは家族がギャマノンや家族会に参加して、治療や支援のためのつながりを作っておくことがいいでしょう。

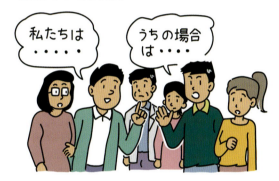

症状をCHECK ✓
※症状は人によりさまざまです

- ☐ ギャンブルのことばかり考えてしまう
- ☐ ギャンブルで借金をつくっている
- ☐ 賭け金や回数が増えている
- ☐ 周りに嘘をついてギャンブルしてしまう
- ☐ ギャンブル以外の楽しみがない
- ☐ 不安や憂鬱な時にギャンブルしたくなる
- ☐ 自由なお金があるとギャンブルを思い出す
- ☐ ギャンブルで仕事などに支障を来した
- ☐ 仕事や学校で、忘れ物やミスが多い
- ☐ 気分が落ち込む

病気と治療　依存症

10. その他の依存症

どんな病気？

ある特定の行動への依存にはさまざまなものがあります。「買い物依存」「ゴミ屋敷」「窃盗症」「ポルノ中毒」「整形依存」などをマスコミなどで耳にすることも多いかと思います。それらを考える時に、人格の問題だけでは片付けられない依存症的な側面も含まれていることに注意が必要です。なかには社会的な規範や法律に触れる行為も含まれるため、適切な治療や支援を受けないと犯罪などの社会的問題につながりやすい点に注意が必要です。回復には専門機関での治療のほかに、自助グループや回復施設に参加することが重要になります。

精神科　戸敷 和浩
とじき かずひろ　｜　医師

症状
いろいろなものに依存する危険があります

仕事終わりの一杯や自分へのご褒美の買い物、休みの日のゲームなど、普段、私たちはいろいろなものを楽しみにして生活しています。しかし、どのようなものでも度を越してしまうと依存症になるリスクを持っています。そういう理由で、依存症の仲間と呼べるものはたくさんあります。窃盗症、買い物依存、放火症、性依存などの病的な衝動の問題とみなされていたもの、ためこみ症、抜毛症、皮膚むしり、摂食障害などの強迫的な側面を持つものや自傷行為、対人関係への依存などが挙げられます。これらをひとくくりに依存症と言い切れない部分も残ります。しかし、「やっちゃダメとわかっていてもやってしまう」というのが依存症の本音と考えるなら、依存症にはいろいろなものがあることがわかるでしょう。これらは、アルコールや薬物のような物質の依存ではなく、ある特定の行動へ依存しているので、「行動の依存」と言います。このような行動の依存も、繰り返すうちに自分の意志だけでは行動のコントロールができなくなり、良くない結果になると分かっているのに止められなくなり、家族や周りにも悪影響を及ぼすようになっていきます。そして、その後には必ず後悔が出現します。依存行為も途中からは楽しむためだけにやっているわけではないのです。また、依存症の特徴として、窃盗症と摂食障害の両方を合併するなど、何種類かまたがって依存することがよくあります。

これらから分かるように、依存症の患者さんは「生きづらさ」を抱えており、憂さを晴らすための行動を繰り返した結果、依存に陥ってしまうのです。

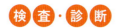

問診や心理検査などから総合的に判断します

生活歴や病歴を問診し、画像検査や心理検査を加えて、総合的に判断します。その他の依存の場合、衝動制御の障害や強迫症などの合併症を持つことが多いため、なぜ依存に至ったのか、「生きづらさ」の原因はどこにあるのか、患者さんそれぞれの背景を詳しく検討して治療につなげます。

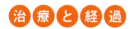

薬が効果的な場合もある 目的にあった回復施設も

他の依存症と同じく認知行動療法や目的に合った回復施設、自助グループへの参加が治療の基本となります。症状によっては薬による治療を行います。身体的な合併症がある場合には、身体ケアを行いながら徐々に依存症のケアをしていき、回復につなげます。再発のリスクは常にあるため、一歩ずつ回復していく必要があります。回復していくことが本人の自信につながり治療となるのです。

ただし、放火、窃盗、または性的問題行動などで社会的な問題を生じていれば、司法対応も踏まえて考えていかなければなりません。

よくある質問

また やってしまいそうな時、どうしたら良い？

大きく分けて2つのことが重要になります。1つ目は、またやってしまいそうな状況を把握しておくことです。そして、そのような状況の時にどう対処をすると避けられるか、考えておくことが2つ目です。戦略を立てて対策することが大事になります。

依存症治療では、1回やってしまったとしても次につなげる良い機会という考え方を持ち、連続することを防ぐことに重点を置きます。しかし、社会的問題につながる場合は、1回でもやってしまうと現実的に司法介入となりえるため、より強固な戦略プランが必要になります。

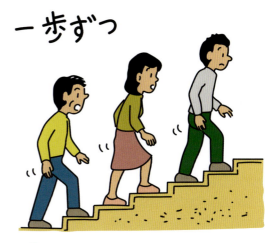

一歩ずつ

症状をCHECK ✓
※症状は人によりさまざまです

- ☐ インターネットなどで余計な買い物をしてしまう
- ☐ 買った後、使わないことが多い
- ☐ 必要ない物を万引きしたことがある
- ☐ 物を捨てられない
- ☐ 食べ吐きがやめられない
- ☐ お腹いっぱいなのに食べてしまう
- ☐ 自分の身体を傷つけたことがある
- ☐ 他人の物にいたずらしたことがある
- ☐ ひとりの時間が寂しい
- ☐ 性欲を自制できない

病気と治療 依存症

More Information

依存症治療病棟の紹介

回復に向けての試みを支援する

依存症は、完治は難しくても回復はできる病気です。百人いれば百通りの回復があります。
その人らしさを大切に、多職種・他機関の支援者とともに支援しています。

精神科　**長 祥子**　ちょう さちこ　｜　看護師長

当院の依存症治療病棟の変遷

　当院の依存症治療病棟（南1病棟）は依存症治療の他、精神疾患の急性期治療、ストレスケアを行っています。従って、アルコール・薬物・ギャンブルなどの依存症の方と統合失調症や気分障害、自閉症スペクトラム症の方などの疾患の方が入院しています。病床数は60床で男性、女性ともに入院している開放病棟（日中は病棟入口に鍵がかかっていない、原則出入りが自由な病棟）です。
　当院の依存症治療の変遷について話します。

　まず、1983年にアルコール依存症の治療を開始しています。当時から依存症治療の入院期間は10週間でした。その後、薬物依存症の治療を1995年に開始しました。当時対象となった患者さんである覚醒剤使用者もシンナー使用者も10代～20代の若年層がメインでした。若者にとって3カ月近い入院期間は難しいだろうとの考えで、入院期間は4週間でした。2011年に院内病棟再編成があり、それまで分かれていた男性と女性の依存症病棟が合併し、男女混合病棟となりました。2014年になって依存症治療プログラムを見直しました。それというのも、この頃になるとシンナーの流行が衰退し処方薬依存が多くなりました。薬物依存症の患者さんの年齢層が上がってきたこともあり、薬物依存

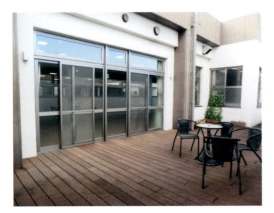
（写真1）病棟テラス
患者さんの寛ぎの場です

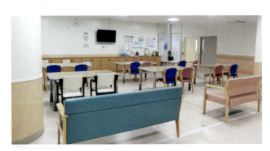
（写真2）病棟ホール
こちらで将棋やオセロを楽しんでいます

症治療も10週間の入院期間としました。同じ年に、新病棟が完成し、現在の場所に移転しました。依存症治療は、アルコールや薬物などのへの物質依存がメインでしたが、ギャンブルや摂食行動、性行動などへの依存にも焦点があたるようになりました。その中で、ギャンブル依存症の治療ニーズが高まり、2017年にギャンブル依存症治療プログラムを開始しました。依存症の概念は、拡大し続けています。入院治療では性の問題や買い物依存などの対応が難しいのですが、外来では治療されています。近年は、WHO（世界保健機関）の診断基準にゲーム障害が掲載され、ゲームで困っている患者さんへの支援も開始しています。

　当病棟では、患者さんが休養し、身体的・精神的・社会的に回復し、早期に再び社会に戻ることができる支援に努めています。

 入院治療プログラム

　アルコール・薬物の離脱症状や身体合併症の治療を行い、各依存症の教育プログラムを実施しています。リハビリテーションプログラム（RP）の先頭にアルコール（Alcohl）、薬物（Drug）、ギャンブル（Gamble）をつけてそれぞれARP、DRP、GRPと呼んでいます。プログラムでは、疾患の正しい知識を提供し、断酒・断薬・脱ギャンブルの利点、やめ続けるために必要なこと、3本柱（アルコール依存症であれば抗酒剤、自助グループ、外来通院）を実践することについて学んでもらいます。入院治療の期間は10週間です。依存症は自覚しにくい疾患であるため治療につながりにくいという特徴があります。治療のハードルを下げるために、近年は断酒だけでなく減酒・節酒などのソフトな目標も取り入れられています。患者さんが自分自身で健康的な生活に取り組めるように受け持ち看護師を中心に多職種で支援しています。それぞれの依存症の治療の流れを示します。

1）アルコール依存症

　入院し、飲酒を中断すると、それまでアルコールに慣れていた体内の均衡が崩れ、離脱症状が起こります。断酒1日目あたりで早期離脱症状として手の震えや大量の発汗、漠然とした不安感などが出現します。早期離脱症状が落ち着いていても、離脱せん妄といわれる後期離脱症状が出現する患者さんがいます。後期離脱症状は断酒2、3日目より時間、場所、人がわからなくなったり、小さい虫が壁を這っているような幻視が出たりします。実際にはないテレビでゲームをする方や飲食店に来ている感覚になる方もいます。この後期離脱症状が出現するとご自分の身の安全の確保が困難になるため、医師に報告し入院形態を変更することがあります。離脱症状以外にも栄養障害による機能障害を起こしていることがありますので入院3日目くらいまでは電解質やビタミン剤が入った点滴治療を行います。

　入院後1週間経ち、身体状態が落ち着いたら学習会やミーティングなどの教育プログラムに参加してもらいます。当院のプログラムは、運動療法や創作活動などの作業療法とともに看護師が実施する学習会や多職種で行う勉強会やミーティングなどで構成しています。南1病棟でアルコール依存症診断の入院患者さんは常時20名〜30名ほどいます。大勢の人が苦手な患者さんもいますので入院患者さん全員が参加することはありませんが、15名程度の患者さんが集団プログラムに参加します。

　プログラムには、月に一度、病院近くの仁比山公園や百年記念塔までのハイキングもあります。入院当初は点滴が必要なほど弱っていた体が、食事と睡眠と日中活動により回復し、往復10km以上のハイキングができるようになります。また、学習会やミーティングなどで自分自身のことを話したり、他の患者さんのお話を聞くことで、健康への意識が高まるとともに一緒に取り組む仲間づくりができます。体だけでな

く心の回復も実感できると思います。

退院が近くなってくると、自宅での生活や仕事などが現実味を帯びてきて、飲酒生活に戻ってしまうのではないかなどの不安が出てくることが多いです。退院後の生活を安心して送ることができるよう、ストレス対処方法や不安が強まったときの相談先、日中の活動、経済的な社会資源などについて、多職種でご本人やご家族への支援を行います。

アルコール依存症の自助グループであるAA（アルコホーリクス・アノニマス）、断酒会のメンバーさんに協力してもらっています。病院近隣の断酒会とAAの参加への支援、病棟内でのミーティング開催をしてもらっています。

2）薬物依存症

処方薬や市販薬は身体依存があるため、断薬をすることで離脱症状（不安感の増強、手の震えなど）が出現します。安全に離脱ができるよう身体観察をしながら薬剤調整を行います。覚醒剤や大麻などは身体依存が少ないと言われており離脱症状の出現はほとんどありません。しかし、どの薬物でも依存的な使用によって、日常生活に支障を来し、対人関係・人間関係がうまくいっていないことがほとんどです。対人関係・人間関係が困難な生活の中で、薬物に依存するしかなかったとも言えます。入院初期は、食事・睡眠を十分に確保し生活リズムを規則正しく整えます。

体調が整えば入院翌日から教育プログラムに参加できます。アルコール依存症の患者さんと合同での学習会やミーティングがありますが、大半は分かれています。南1病棟で薬物依存症の入院患者さんは数名程度です。看護師とともにエクササイズをしたり喫茶活動をしたりします。少人数でお喋りをして、体を動かして、安心して他者と関係を築くことを体験してもらいます。

薬物依存症の自助グループに、NA（ナルコティクス アノニマス）や、回復支援施設DARC（ダルク）がありますが、それらの団体のメンバーにもプログラムに参加してもらうなど、協力してもらっています。

3）ギャンブル依存症

日本では、遊戯といわれるパチンコ・スロット、公営ギャンブルである競馬・競輪・競艇が賭博先になっています。近年では、インターネットの発展とともにオンラインカジノを利用する人々が増えています。最初は小遣い稼ぎや遊びとしてギャンブルをしていたつもりが、負けても次は勝てる、借金をしても次に勝って返せばいい、などの意識になってしまい借金を重ねてしまいます。数十万ではなく、数百万、数千万円の借金を抱えて本人だけでなくご家族も含めて困り果てた状態で相談に来られます。

債務整理の情報提供、本人の金銭管理、ギャンブルに頼らない生活の方法などについて本人だけでなくご家族、多職種で検討していきます。ギャンブル自体が身体に及ぼす影響は少ないので、合併症がなければ入院翌日から活動への参加ができます。南1病棟でのギャンブル依存症の患者さんは数名程度ですが、10年前に比べると、近年は入院される方が多くなっています。アルコール依存症の患者さんと同じプログラムに参加してもらいますが、不定期での個別もしくは小集団でギャンブル依存症のプログラムに入ってもらいます。

ギャンブル依存症の民間自助グループは、GA（ギャンブラーズ・アノニマス）があります。GAメンバーさんに毎週、メッセージミーティングをしてもらっています。

ご家族への支援

依存症は関係性の病とも言われており、家族など周囲の人々を巻き込みます。本人の依存問題によって起きた不具合を家族が尻ぬぐいをしたり、叱責を繰り返したりして家族は気分転換などの時間を持つことができず本人中心の生活

になってしまいます。悪循環なコミュニケーションスタイルになってしまい、家族が意図せずに本人の依存行動を促進してしまうことがあります。また、本人の依存問題を家族だけで抱え込んでしまい、孤立していることがあります。そのようなご家族が安心して話し、本人の対応について相談できるよう私たちは支援しています。

当院では家族教室と家族会を行っています。家族教室では、依存症という病気のメカニズム、家族が巻き込まれてしまう病気であること、望ましいコミュニケーションスタイルなどについて学び、本人への具体的な対応方法を考え、練習します。家族が、本人中心の生活でなく、自分を大切にできる生活を送ってもらうことをスローガンとしています。家族会では、家族同士が本人にまつわる体験や近況を話し合います。言いっぱなし、聞きっぱなしのスタイルなので、他の場所では話せないことも家族会の場では話すことができ、気持ちが楽になるご家族が多数います。家族会においても、依存症のご家族の自助グループ、断酒会、AL-Alon（アラノン）、Nar-Anon（ナラノン）、Gam-Anon（ギャマノン）などのメンバーに協力してもらっています。

個別で調整が必要な内容については、主治医、受持ち看護師、ケースワーカーなどが個別でご家族のお話を聞き支援します。

🌲 退院後の支援

入院中はアルコール、薬物、ギャンブルから距離を置くため安全に過ごすことができますが、退院後は身近な環境になり、学習し練習した方法を実践することが大切です。規則正しい生活、自助グループの利用、定期的な通院が依存行動の歯止めになります。外来では通院精神療法の他に、依存症ミーティングを行っています。女性ミーティングと外来ミーティング、薬物依存症の患者さんを対象とした薬物ミーティング（SHARP）があります。外来受診と併せて参加されることが多いです。近況について話し合い、健康的な生活を意識できる場となっています。女性ミーティングでは、男性がいると話しづらい女性特有の悩みを話すことができます。

最後に

依存症は慢性疾患です。再発と回復を繰り返すことが多い病気です。1回の入院で完全によくなることはありません。入院し、断酒、断薬、断ギャンブルの動機付けができ、健康な生活を送るきっかけとなるような支援に努めています。

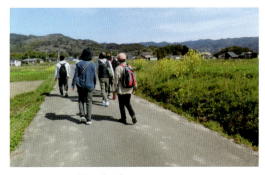

（写真3）ハイキング中の後ろ姿

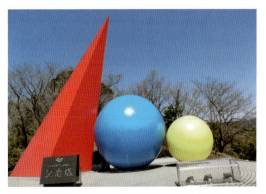

（写真4）旧東背振村村政100周年記念塔。ハイキング先の一つです

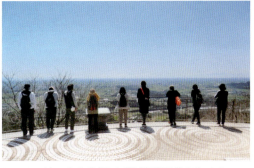

（写真5）ハイキングで、患者さんが佐賀平野を眺めています

病気と治療　認知症

More Information 🔊

・認知症全般 〜認知症の治療＆ケア〜・

予防・早期発見から
最新治療まで
一貫した専門的サポート体制

当院は、認知症予防から治療まで幅広くサポートしています。
地域との連携を大切にし、個々のニーズに応じたケアを提供し、
患者さんが安心して暮らせるよう支援しています。

精神科　辻 真里子
　　　　つじ まりこ　｜　医師

地域住民と連携して認知症予防に取り組む

　当院は、認知症になる前から地域住民と積極的に関わりを持っています。特に吉野ヶ里町では、地域住民を対象に「吉野ヶ里脳MRI健診」を実施しています。この健診は、早期に認知症の兆候を発見し、適切な対応を取るための重要な手段です。

　また、毎年多職種の職員が地域に出向いて「もの忘れ相談」も実施しています。

　外来では、さまざまな患者さんの診察を行っています。軽度認知障害（MCI：認知症の前段階）の状態では、物忘れを自覚することも多く、自ら病院を受診する人もいます。この段階での早期発見と対応は、認知症への進行を予防するために非常に有効です。当院ではMCIの方を対象に「ひぜん☆いきいき脳活クラブ」（図）を運営しています。ここでは、多職種の専門家が関わり、有酸素運動を取り入れた運動プログラムや、食事指導、季節の行事、生活相談、そして患者さん同士の交流など、さまざまな活動を行っています。これにより、参加者は身体的・精神的な健康を維持し、認知症の進行を遅らせることが期待されます。

　このように、当院は、地域住民と連携しながら、早期の認知症予防に積極的に取り組んでいます。

行動・心理症状の専門的治療と社会福祉連携サポート

　認知症の状態になると、日常生活にいろいろと支障が出てきます。さまざまな検査を行い、正確に診断し、患者さんの日常生活の工夫や家族への対応方法を具体的に提案します。必要に応じて薬物療法を開始します。認知症になると自動車運転にも影響を及ぼすことが多いため、その点についても専門的な助言を行うこともあります。

　認知症になると、もの忘れだけでなく、行動・心理症状（BPSD）が見られることもよくあります。BPSDは、認知症の進行に伴い現れる行

動や心理の変化で、患者さん本人や家族にとって大きな負担となるため、適切な治療が必要です。BPSDが顕著になった場合には、入院治療を提案し、専門スタッフによる集中的なケアを提供します。当院には、認知症の専門医、認知症専門の看護師、認知症ケア専門士（看護師＆精神保健福祉士）が複数おり、これらの職員が認知症の治療・ケア・支援に当たります。

治療と同時に、退院後の生活に向け、社会福祉連携のサポートも行います。介護保険の申請支援、福祉サービスの利用に向けての支援などを行います。自宅や施設など、患者さんが住み慣れた地域でなるべく長く生活できるように、そしてそれぞれの場所で最適な医療を受け続けられるよう関わります。また、認知症の方が安心して暮らせるよう、成年後見制度の利用を提案することもあります。成年後見制度とは、判断能力が不十分な方のために、法律的なサポートを提供する制度です。これにより、財産管理や日常生活の重要な手続きなどを支援し、本人や家族の負担を軽減します。

最新の治療と地域への情報発信

最新の治療、新しい治療法の開発にも力を入れています。2023年に承認されたばかりの新薬「レカネマブ」による治療も受けることができます。また、適宜治験を行っています。治験は、新しい薬や治療法の有効性と安全性を確認するための臨床試験です。新しい治療法の研究開発は、認知症の進行を遅らせるだけでなく、将来的には認知症の予防や根治を目指すための重要な取り組みです。最新の治療や治験などにより、よりよい治療法を提供し、患者さんの生活の質を向上させることを目指しています。

また、「さがん☆認知症フォーラム」を毎年開催し、社会への情報発信を積極的に行っています。フォーラムでは、著名人の講演や当院の専門家による講演などを行います。認知症の方やその家族、地域住民など誰でも参加でき、認知症についての理解を深めることができます。これにより、誰もが住みやすい社会を目指し、認知症に優しい地域づくりを推進しています。

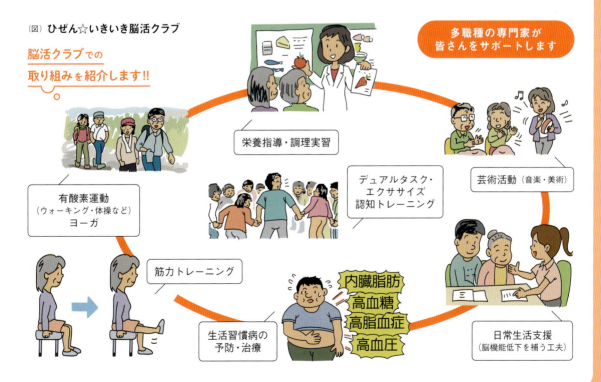

（図）ひぜん☆いきいき脳活クラブ

病気と治療　認知症

11. アルツハイマー型認知症

どんな病気？

主には近時記憶障害により発症し、日常生活が徐々に困難となるといった経過を辿ります。脳にアミロイドβ（ベータ）という特殊なたんぱく質が蓄積し、神経細胞を破壊して、脳が萎縮することで発症します。発症後は時間の経過と共に脳の萎縮が進み、それに伴い症状も徐々に進行します。蓄積の原因は解明されていませんが、加齢や遺伝、生活習慣の影響により、正常な分解・排出ができないためと考えられています。さらに厄介なのは、アミロイドβは発症の10～25年前から蓄積し始めると考えられていることです。

 精神科　村川 亮（むらかわ りょう）｜ 副院長

症状

数分～数日前のことが覚えられない

初期症状としてもの忘れが出現します。昔のことはしっかりと覚えていますが、新しい情報を記憶するのが困難になります。例えば、物の置き場所など日常の忘れ物や日付の混乱が多くなります。時間の経過とともに徐々に進行し、見当識障害や判断力・理解力の低下といった中核症状のほか、不安やうつ状態、暴言・暴力など行動・心理症状（BPSD）を合併することもあります。

最終的には、記憶は完全に失われ、言葉の理解や発語もできなくなり、歩行障害、失禁なども出てきて、寝たきり状態となってしまいます。最後は、呼吸器感染で死亡することが多いです。症状が出てから約半数が寝たきりとなるまでが約2～8年、死亡までの平均罹病期間は約8～10年、10年生存率は20パーセント弱とされています。

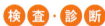**検査・診断**

記憶を含めた認知機能の複数領域を評価します

精神科、脳神経内科、脳神経外科、老年科などが、それぞれの得意な検査や治療方法を生かして診療しています。診断においては、本人と家族に対して、物忘れを中心とした症状について問診します。その上で、認知機能を多面的に評価するため、複数の神経心理学的検査を行います。身体面では血液検査はもちろん、脳脊髄液（せきずい）検査を行うこともあります。また、神経学的診察を行った上で、脳波、頭部MRIなどの画像検査を行います。これらの検査結果を基に総合的に評価し、確定診断に至ります。

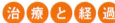**治療と経過**

予防が大切、原因物質を除去する薬剤が保険適用

現時点において、根本的な治療法はなく、予防

は重要です。そのための具体的な手段としては、バランスの良い食事、適度な運動、十分な睡眠、禁煙、節酒、知的活動などが挙げられます。健康的な生活習慣をできるだけ早期から取り入れてください。運動しながら頭を使うデュアルタスクは認知機能維持・低下予防に特に効果があるといわれています。当院でもアルツハイマー型認知症の前段階（軽度認知障害）の患者さんを中心に、発症や進行予防のため、同タスクを取り入れたショートケアを週2回行っています。

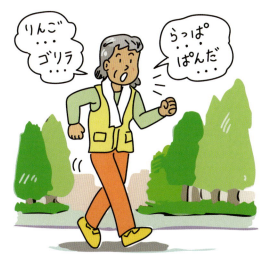

治療においては、中核症状に対して、症状を一時的に改善させる4種類の薬物があり、状態に応じて選択します。BPSDに対しても、楽な気持ちで過ごせるように向精神薬の投与を行うことがあります。生活環境面における助言についても、できる限り能力低下に起因するストレスを取り除くという視点で行っています。

また、アルツハイマー病の治療薬「レカネマブ」が2023年12月20日に保険適用となりました。本薬剤はアミロイドβを除去する作用があり、認知症の進行予防効果が示されています。当院ではすでに同薬剤を用いた治療を開始しています。

当院は県知事により、認知症疾患医療センターに指定されていることもあり、アルツハイマー型認知症を含めた認知症に関する支援を包括的に提供する役割を担います。発症予防を含む地域での啓発活動、臨床治験、各種書類作成、入院治療などアルツハイマー型認知症に関連した医療福祉サービスを幅広く展開しています。これからも最新治療を安全安心な環境において提供できるよう努めていきます。

よくある質問

Q アルツハイマー型認知症と認知症の違いは何ですか？

A 認知症とは、いったん正常に発達した知的機能が低下し、日常生活や社会生活に支障を来すようになった状態の総称です。その中で最も大きな割合を占めるのがアルツハイマー型認知症で、7割弱を占めます。他にもレビー小体型、血管性、前頭側頭型などの認知症があり、それぞれ異なる原因と特徴を持っています。神経の病理が重なることも多く見られます。適切な治療を選択し、疾病への理解を深めるためには鑑別診断は重要となります。

症状をCHECK ✓
※症状は人によりさまざまです

- ☐ 物や人の名前をなかなか思い出せない
- ☐ 周りから物忘れが増えたと言われる
- ☐ 以前から仕事量が変わっていないのに、時間がかかる
- ☐ 集中力がない
- ☐ 気分が落ち込む
- ☐ 以前では考えられないようなミスをする
- ☐ よく知っているはずの道で迷った
- ☐ 以前楽しめていたことが楽しめない

病気と治療　認知症

12. アルツハイマー型認知症以外の認知症

どんな病気？

認知症の中で最も頻度が高いのはアルツハイマー型認知症ですが、これ以外にも認知症にはいくつかの種類があります（図）。認知症の種類によって症状の現れ方や進行の仕方に違いが見られ、有効な治療やケアがそれぞれ異なります。このため、単に認知症の診断でとどめずに認知症の種類まで同定することはとても重要です。ここでは血管性認知症、レビー小体型認知症、前頭側頭型認知症についてご紹介します。また、treatable dementia（トリータブル ディメンチア）と呼ばれる一群についても取り上げます。

精神科　**新保 裕希**（にいぼ ひろき）　医師

症状

最初に現れる症状は、原因となる病気によってさまざま

認知症の種類によって初期に現れやすい症状に違いが見られます。レビー小体型認知症では実際には存在しないものが見える幻視の症状や、睡眠中に見られる奇妙な行動、手足の震えやこわばりなどの症状が特徴的です。前頭側頭型認知症では性格の変化や社会的ルールを逸脱する行為が現れることがあります。血管性認知症では感情のコントロールがうまくできずに過剰に泣いたり怒ったりしてしまう症状が特徴の一つです。treatable dementia は原因に応じた治療を行うことで症状改善が期待できる認知症の総称です。認知症全体に占める割合は高くないものの、認知症が疑われる場合にはその可能性を一度は考慮する必要があります。treatable dementia の一つである特発性正常圧水頭症では認知機能障害に加えて歩行障害と排尿障害が認められる点が特徴的とされています。また、ビタミンB群の欠乏が認知症を引き起こすことがありますが、慢性的なアルコール多飲との関連が指摘されているビタミンB1欠乏症では眼球運動障害が見られることがあります。

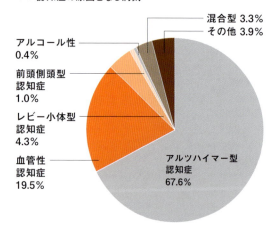

（図）認知症の原因となる病気

- 混合型 3.3%
- その他 3.9%
- アルコール性 0.4%
- 前頭側頭型認知症 1.0%
- レビー小体型認知症 4.3%
- 血管性認知症 19.5%
- アルツハイマー型認知症 67.6%

出典：厚生労働省「都市部における認知症有病率と認知症の生活機能への障害への対応」
（平成25年5月報告）

44

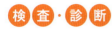
複数の検査を組み合わせて
特徴的な所見を確認する

　まずは問診で生活の様子や症状の経過を把握します。また、身体診察で神経系の異常所見の有無を確認し、血液検査や心理学的検査も実施します。CTやMRIによる脳の形態の評価も一般的です。単独の検査のみで認知症の種類まで確定することはできないため、複数の検査所見を組み合わせて各種の認知症を区別します。区別が難しい場合などはさらに付加的な検査を実施することもあります。例えば脳血流SPECT検査という核医学検査の一種では脳の血流を測定することができます。認知症の種類によって血流低下が現れやすい脳の部位が異なるため認知症の種類を同定するのに有用です。

※脳血流SPECT検査は特殊な設備が必要なため、当院では必要に応じて他施設での検査をご案内しています。

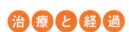
認知症の種類によって
治療と経過も変わる

　レビー小体型認知症と前頭側頭型認知症はアルツハイマー型認知症と同様に発症してから徐々に進行していきます。治療としては薬物治療のほか、リハビリや生活しやすい環境を整えるといった非薬物治療が用いられます。血管性認知症は脳卒中などの脳血管障害や脳血流の循環不全が原因となる認知症です。脳血管障害の蓄積により症状が進行するため新たな脳血管障害の予防が重要であり、糖尿病や高血圧などの内科疾患を適切にコントロールすることが推奨されます。treatable dementia に対しては原因に応じた治療により症状を改善できる可能性があります。例えば特発性正常圧水頭症にはシャント術という手術が行われます。甲状腺機能低下症が原因の認知症であれば、甲状腺機能を補正する治療が効果的な場合があります。

よくある質問

Q. どこに行けば診断してもらえますか？

A. 認知症で現れる症状は多岐に渡ります。特にアルツハイマー型認知症以外の認知症では物忘れ以外の症状で気付かれることも少なくありません。例えば歩き方がおかしいとか、ぼーっとしていることが多いという症状が認知症の徴候の場合があります。他の精神疾患と区別が難しい場合もあり、うつ病だと思われていた患者さんが実は認知症だったというケースは一例です。認知症の種類を問わず、早めに発見して治療やケアを行うことは本人だけでなくそのご家族や支援者にとっても有益です。受診先に迷った時には認知症疾患医療センターの受診をお勧めします。病院受診に抵抗がある場合には地域包括支援センターへの相談やもの忘れ相談会などの利用をご検討ください。

 症状をCHECK ✓
※症状は人によりさまざまです

- ☐ 幻視、手足の震えやこわばりが見られる
  ➡ レビー小体型認知症の症状かもしれません

- ☐ 性格が変わり傍若無人なふるまいが増えた
  ➡ 前頭側頭型認知症の症状かもしれません

- ☐ 脳卒中を起こしてから様子が以前と異なる
  ➡ 血管性認知症の症状かもしれません

- ☐ 歩き方がおかしい、尿失禁がある
  ➡ 特発性正常圧水頭症の症状かもしれません

- ☐ 活気がなくぼーっとしている
  ➡ 内科疾患の悪化や薬の飲み合わせが原因の症状かもしれません

病気と治療　認知症

More Information

・認知症の新治療薬・

「レカネマブ」とはどんな薬？

認知症疾患のうち5-6割を占めるといわれるアルツハイマー病治療の新薬「レカネマブ」が
わが国でも認可され使用可能となり、大きな期待が寄せられています。

精神科　橋本 学
　　　　はしもと まなぶ

認知症疾患医療センター長・リハビリテーション科長

レカネマブはこれまでの薬とは全く異なる作用を持つ

アルツハイマー病は、脳の中にアミロイドβ（ベータ）たんぱくと呼ばれるたんぱく質が蓄積することによって、脳の神経細胞の障害が起こり、記憶・注意力や日常生活能力が低下する病気です。これまでの治療薬では重要なアミロイドβたんぱくに作用することができませんでした。ところが、レカネマブはそうではありません。レカネマブがアミロイドβたんぱくの小さな凝集体に結合すると、ミクログリアという免疫細胞がアミロイドβたんぱくを処分してくれます（図）。脳に蓄積した異常なアミロイドβたんぱくを減らすことで、アルツハイマー病の進行を遅らせる効果が期待できます。

レカネマブは2週間に1回の点滴によって投与します。副作用として脳浮腫（脳のむくみ）や脳の微小出血が起きることがありますが、ほとんどの場合は無症状と言われています。これらの副作用をチェックするために定期的にMRIを撮影します。

早期のアルツハイマー病が治療対象

レカネマブの投与対象となる患者さんは、原因がアルツハイマー病であること、かつ重症度が軽度認知障害（MCI）または軽度認知症であることが必要です。アルツハイマー病であることの確認は通常の認知症診療で行われる診察、検査の他に、脳の中に実際にアミロイドβたんぱくが沈着しているかどうかを確認する検査（脳脊髄液（せきずい）検査またはアミロイドPET）を行う必要があります。

アルツハイマー病には軽い状態から重い状態までいろいろの段階があり、レカネマブによる治療対象となるのは、MCIから軽度認知症の段階にある人たちです。MCIというのは認知症の前駆状態（一歩手前の状態）のことを言います。認知症の状態が進行してしまうとレカネマブが使えなくなってしまうので、気になる症状がある方は、早期に専門医療機関を受診することをお勧めします。

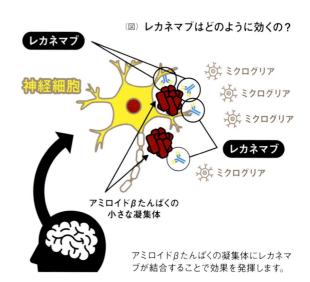

（図）レカネマブはどのように効くの？

アミロイドβたんぱくの凝集体にレカネマブが結合することで効果を発揮します。

病気と治療　認知症

More Information

・認知症治療病棟の紹介・

患者さんに、今を輝いて生きてもらう

肥前精神医療センターの認知症治療病棟は、最新の診断技術と多様な治療法で、
認知症の方の生活の質を向上させることを目指しています。

| 精神科 | 辻 真里子　つじ まりこ
藤本 亮一　ふじもと りょういち | 医師
看護師長・認知症看護認定看護師 |

認知症治療病棟での診断、治療について

　当院の認知症治療病棟では、認知症の診断と治療において、それぞれの患者さんに適した検査や治療方針を共に考え、相談しながら進めています。診断には、脳脊髄液検査やMRI、CTなどの画像検査を含む詳細な検査を行い、病状を正確に把握します。これにより、アルツハイマー病やレビー小体型認知症など、特定の認知症タイプに対する最適な治療方針を立てることができます。

　治療に関しては、薬物療法と非薬物療法の両面からアプローチします。薬物療法では、認知症の進行を遅らせたり症状を和らげたりする薬を使用します。また、非薬物療法としては、多職種が関わり、認知機能を刺激する体操、音楽、脳トレなどさまざまなリハビリテーションを取り入れています。さらに、必要に応じて電気けいれん療法などの治療も行い、これらは入院環境でないと実施が難しい治療法です。

　患者さん一人一人の症状やニーズに応じた個別化された治療計画を立て、短期間で最大限の効果を引き出すことを目指しています。これにより、自宅や施設への早期退院を目指すことができ、社会復帰や家族との生活再開がスムーズに行えるよう支援しています。

多職種協働で患者さんの笑顔を大切にする

　当院の認知症治療病棟では、「その人の輝いていた時代を大切にし、今を輝いて生きてもらう」という病棟理念を掲げています。医師、看護師、作業療法士、言語聴覚士、精神保健福祉士といった多職種と協力し合いながら、患者さん本人に輝いていた時代を想起していただき、尊厳を高められるような関わりを持つことを大切にしています。また、認知症を発症した患者さんに最後まで残る力は感情で、「笑」の感情が最後まで残ると言われています。私たちは、患者さんが一日でも長く笑って過ごすことができるように「1日1笑」をスローガンに患者さんの心に寄り添う時間を確保することを大切にしています。

　そのため、スタッフ一丸となり、患者さんとご家族がよりよい生活を送れるように全力でサポートしています。

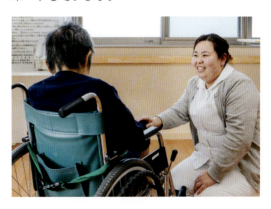

47

病気と治療　統合失調症

13. 統合失調症

どんな病気？

幻聴、妄想といった症状が見られる病気であり、およそ100人に1人が発症し、日本全体においては現在も約80万人の患者さんがいると言われています。病気が進行すると徐々に認知機能（記憶力、理解力など）の低下、感情が乏しくなり意欲が低下するなど、うつ病に似た症状が出てくることがあります。過去には有効な治療法が見つからず患者さんの人生を苦しめる病気でしたが、1950年代頃から薬による治療が非常に発展してきており、現在では糖尿病や高血圧と同じように薬でコントロールできる疾患となってきました。早期発見・早期治療が大切です。

精神科　**馬渡 星示**
まわたり せいじ　｜　医師

症状

幻聴、妄想（陽性症状）
感情・意欲低下（陰性症状）

男性は20代前半から半ば、女性は20代後半に発症しやすいと言われています。40代以降の発症は女性に多く、10歳代で発症するケースもあります。

- **前駆期**…急に自宅・部屋に引きこもりがちになる、物音に敏感になる、といった変化が、発症前の予兆として現れることが半数です。この段階では他の病気（うつ病、発達障害、強迫症など）との区別が難しいです。
- **陽性症状**…「自分の悪口が聴こえる」といった幻聴、「周りの人が自分に嫌がらせをしている」といった被害妄想が代表的です。こうした症状は"様子がおかしい"と家族や知人など周りの人に気づかれやすく、まとめて＜陽性症状＞と呼ばれます。全ての患者さんで同じ症状が出るわけではなく、「自分は神様だ」といった誇大妄想、「体が操られる」「自分の考えが外に漏れている」といった訴えなど、患者さんによって症状の現れ方はさまざまです。

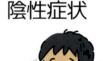
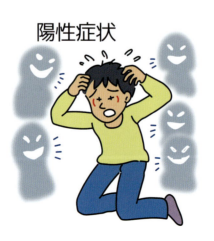
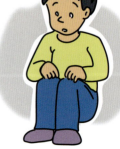

• 陰性症状…ある程度病気が進行してくると、感情の起伏が乏しくなる、意欲がなくなりボーっとしている、などの状態が目立ってきます。周りの人に気づかれにくく、まとめて＜陰性症状＞と呼ばれます。

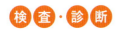

問診、面接、行動観察などをもとに診断

統合失調症をはっきりと診断できる特別な検査方法はありません。患者さん本人が話す内容と、患者さんをよく知る家族・知人からのお話を十分に聞かせてもらい、他の病気の可能性がないか区別をしながら診断します。このため、最初に病院に来られた時点で必ず診断できるわけではありません。通院を続けるうちに別の病気であることが分かったり、逆に別の病気を疑って治療していくうちに統合失調症と診断されることもあります。近年では、MRI、脳波などの画像診断も診断に役立つことが分かってきています。

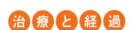

薬物療法（種類について）再発予防のために大事なこと

＜薬物療法＞…抗精神病薬という種類の薬が使われます。

飲み薬が最も一般的ですが、舌下錠（飲み込まず舌で溶かす）、シップのように貼り付けて使うもの（貼付剤）、月に1度だけ注射するもの（持効注射剤）、などさまざまなタイプの薬があります。古くから使われている薬よりも新しく使われ始めた薬のほうが副作用は少ないため、初めに処方されることが多いです。原則1つの抗精神病薬で治療できる方がよいのですが、改善が思わしくなければ2つの抗精神病薬を処方することもあります。薬の種類に限らず、副作用チェックのための定期的な採血や尿検査・心電図などの検査は受けておきましょう。

＜再発予防＞…薬を使えば万事解決というわけではありません。この病気は再発することがあるため、再発予防のためには"患者さん自身と、患者さんの家族が一緒に病気を理解する"ことが大切です。患者さんの家庭においてはしばしば病気の症状に振り回され、お互いに「何で家族なのに分かってくれないのだろう」「ありえないことを言って、迷惑をかけないで欲しい」という形ですれ違いや溝ができてしまい、お互いに苦しむことになりがちです。病気の症状をよく理解することでお互いに冷静に話し合い、行動することができるようになるでしょう。病気の理解を深めるための取り組みを「疾病教育」と言います。これは医師による説明だけではなく、心理士によるカウンセリング、患者さんや患者さんの家族での集まり、訪問看護師によるケア、保健師による相談窓口など、患者さんを支える全ての医療・福祉スタッフとの関わり、リハビリテーションのなかで深まっていくものです。

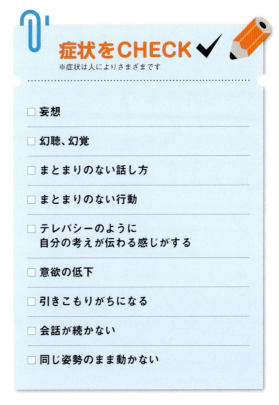

症状の重い患者さん、再発を繰り返してしまう患者さんに対してはACT（包括型地域生活支援プログラム）というサービスが利用されることがあります。多職種の専門家チームによる24時間365日体制で訪問対応を行うものです。

当院の治療の特色
治療抵抗性（難治性）の治療を幅広く受け入れています

薬を使ってもなかなか効果が得られない場合や、副作用などが原因で薬が使えなかった場合、「治療抵抗性統合失調症」と診断されます。当院においては、他のクリニック・他の病院で「治療抵抗性」と診断された患者さんを、県内外を問わず広く受け入れています。

そうした患者さんに対しては、以下のような治療法があります。

- **クロザピン**…抗精神病薬の一つで、治療抵抗性の方でも効果が期待できます。ただし注意するべき副作用として「白血球の減少」があり、こまめな血液検査が必要となります。処方できる医療機関が限られており、初めて使う際には数か月～半年間の入院が必要となります。
- **電気けいれん療法（ECT）**…頭に電気を流すことで精神症状を改善する治療法です。全身麻酔を行うため、実施できる医療機関が限られています。初めて実施する場合、3カ月程度の入院が必要となります。クロザピンの治療と並行して実施することもあります。

● よくある質問 ●

Q 家族・知人がこの病気かもしれませんが、病院受診を拒否しており困っています

A 無理に受診させようとせず、まず本人に寄り添いましょう。

家族や友人だけで抱え込まず、市町村や保健所などの保健機関にも相談しましょう。

この病気は早期発見・早期治療が望ましいものの、病識（病気の自覚）を持つことが難しいため、患者さん本人がなかなか病院を受診しようとしないことがあります。

病院への受診を促す際のポイントとしては、①患者さん本人の心情に寄り添うこと　②一人で抱え込まず誰かに相談することの2つです。

①患者さん本人に寄り添う

病院受診を勧めるとき、「あなたの様子がおかしい、いつもと違う」「周りに迷惑をかけている」「私たちを心配させないで」と、説得する側の意見を押し付けてしまわないように気を付けましょう。幻聴や妄想も、それを感じている患者さん本人にとっては現実の感覚、確信のため「そんなことあるはずがない」と否定してしまうと、より猜疑心、孤独感を深めてしまう恐れがあります。

何よりも患者さんの不安、恐怖などの気持ちを尊重し、「最近、睡眠時間が減っているのでは」「食事が減って痩せているから心配」といった風に、相手を思いやる言葉遣いを心掛けましょう。

②抱え込まない、相談する

患者さんの家族や近しい友人ほど「周りに迷惑をかけられない。自分たちで何とかしなければ」と抱え込みがちです。

一人で抱え込まず、相談することが大切です。周囲に相談できる人がいない場合、最寄りの保健所、精神保健福祉センターなど、相談窓口をご利用ください。

Q 処方されたお薬は、一生飲み続けなければいけないのですか

A 続けた方がよいですが、治療終了も可能です。

薬を服用し症状が改善した患者さんのうち、

治療を中止すると数年以内に半分以上が再発すると言われています。再発予防のためにも薬を飲み続けることが望ましいです。ただし十分な期間、十分に症状が改善・安定していれば、治療を終了することも可能です。その十分に安定した期間とは、統合失調症の症状が初めて出現した患者さんの場合は約1年間、再発を繰り返している患者さんの場合は約5年間が、おおよその目安ですが、一律に決まったものではありません。いずれにしても、患者さん自身やご家族の判断で減量や中止するのではなく、主治医と相談して決めていきましょう。

Q 薬の副作用が心配です

A. 最近は副作用を抑えた薬が主流です。副作用を抑える併用薬などもあります。

副作用として多いのが…便秘、のどが渇く、だるくなる、眠くなる…などです。薬を続けるうちに…体が思うように動かせない、体がムズムズする、口や手足の筋肉がピクピクする…といった副作用が出てくることもあります。副作用が重い場合には薬の減量・中止が望ましいのですが、精神症状が再発してしまう可能性もあるため判断が難しいところです。主治医とよく相談しましょう。

最近では、こうした副作用を極力抑えた薬が主流となってきていますが、昔から使われていた古い薬では副作用が出やすい傾向にあります。昔から通院されている患者さんで副作用にお困りの方は、新しい薬への切り替えについて主治医に相談してみましょう。

一部の副作用については、副作用を抑える薬を併用することでの対処も可能です。

症例 PICK UP!

「自分の個人情報が盗まれ、拡散している」と訴え、家族とともに受診し、薬物療法を開始したケース

35歳男性、会社員／統合失調症

症状 コロナ禍でリモートワークが続く中、ある日「自分の個人情報がSNSで拡散されている」「ニュースサイトで自分のことが勝手に記事にされている」と言い出した。やがて「電波が直接頭の中に入ってきて、自分の悪口を言ってくる」と言うようになり、夜中もブツブツと独り言が続き、食事をほとんど食べずお風呂にも入らなくなった。会社から同居の両親に「最近、仕事の報告が全く来ていない」と連絡があり、心配した両親に連れられて病院を受診した。

治療 本人は「薬を飲みたくない」との意向が強かったため、貼り薬タイプを処方。2週間ほど続けたところ「不安や恐怖感が消えて気持ちが楽になりました。けれど悪口は続いているし、妄想なのか現実なのかいまだはっきりしません」との意見。薬自体の効果は実感できたとのことで、飲み薬タイプに変更して通院を続けることになった。

経過 通院を始めて3カ月経った時点で、症状は大きく改善し、病気の自覚も出てきた。本人は安心しつつも「副作用で若干、だるさと眠気があります。リモートワークが終わって会社への出勤が再開するときに心配です」との意見であったため、今後は再発に注意しながらだるさと眠気がなくなるように薬の種類を変更・調整していく方針となった。治療を続け、仕事に無事に復帰し、「同じ病気をもつ人たちのために、自分の経験を活かしたいです」と笑顔で話している。

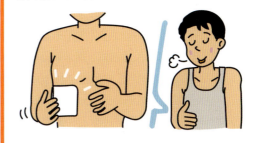

病気と治療　統合失調症

More Information

統合失調症の治療薬
クロザピン治療について

クロザピンは、治療抵抗性統合失調症に対して有効性が確認された薬です。
今までのお薬の効果が不十分な場合、治療を諦める前に試す価値があります。

精神科　**森松 友佳子**　｜　精神科医長
　　　　もりまつ ゆかこ

クロザピンの効果について

　クロザピン（商品名：クロザリル）は、「治療抵抗性統合失調症」に対する薬です。統合失調症の症状が、他のいろいろな薬を使ってもうまく改善しない時に、「治療抵抗性統合失調症」と診断します。具体的には、2種類以上の統合失調症の薬を十分な量飲んでも効かなかったときや、副作用のせいで薬が十分に飲めなかった場合に、この薬を検討します。効果の程度はさまざまですが、「治療抵抗性統合失調症」の患者さんの6割で、症状が改善すると言われています。当院でも、今まで150人程度の方に飲んでいただき、効果の程度は一人一人で異なりますが、入院生活が過ごしやすくなった方や、長期の入院から退院できた方や、中には社会復帰ができた方など、さまざまな効果が認められています。

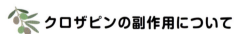 クロザピンの副作用について

　クロザピンは、他の統合失調症の薬よりも、重い副作用が出やすい薬です。その一つが「顆粒球減少（かりゅうきゅうげんしょう）」です。顆粒球とは、血液の中にある白血球の仲間で、体に入ってくる細菌を退治する役目を持っていますが、クロザピンを飲んだ人の100人に1人の頻度で、「顆粒球減少」が起こります。発見が遅れると、肺炎や胃腸炎などの細菌感染がなかなか治らず、命に関わることがあります。

もう一つは「糖尿病になりやすくなる」ことです。クロザピンを飲んだ人の10人に1人の頻度で「糖尿病」や「糖尿病」の傾向が出現します。発見が遅れると、喉がとても乾いたり、体が怠かったり、昏睡状態になって倒れてしまったりすることがあります。その他にも、肝臓や心臓に副作用が出ることがあります。

　有効な薬を一人でも多くの患者さんに飲んでいただくために、副作用の早期発見が重要なため、クロザピンを始めるときは、入院して体温、血圧や脈拍の異常がないかを確認したり、週に最低1回の血液検査を行ったりすることが義務付けられています。また、クロザピンを飲む間は、最低4週間に1回の血液検査が義務付けられています。

　当院でも、重い副作用の早期発見に努め、副作用を発見した場合には、適宜佐賀大学病院と連携して治療し、今までクロザピンの副作用で命に関わった事例はなく、安全に薬を処方することができています。

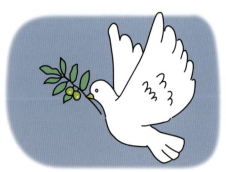

病気と治療　気分障害

気分障害

どんな病気？

　気分障害は、気分の変化がとても大きくなったり、その変化が長い時間続いたりすることで、日常生活に影響を来すことを特徴とする病気です。気分の変化という心の問題だけなく、食欲や睡眠など、身体への影響が生じることもあります。主な気分障害の病気には、うつ病や、躁うつ病（双極性感情障害）などがあります。生活指導、精神療法、薬物療法、心理療法など、いろいろな治療を組み合わせることが一般的です。気分障害の診察や治療は外来で始めることが基本ですが、生活への支障が大きく自宅での療養が難しい場合には、入院による治療が検討される場合もあります。

精神科　木下 英俊
　　　　きのした ひでとし　　｜　医師

症状

気分の大きな変化が、長い時間続く

　私たちは、嬉しいことが起これば良い気分になったり、悲しいことが起これば落ち込んだ気分になったりして、その状況に合わせた気分の変化をしばしば感じるものです。気分障害は、そういった気分の変化がとても大きくなり、長い時間続くことで、患者さん自身が苦痛を感じ、日常生活に影響を来すようになることが特徴の精神科の病気です。気分の変化だけなく、食欲や睡眠など、身体への影響が見られることもあります。主な気分障害の病気には、うつ病や、躁うつ病（双極性感情障害）などがあります。

　主な症状は、うつ症状と躁症状があります。うつ症状とは、気分がひどく落ち込み、興味や喜びが感じられなくなる、必要以上に自分を責める、心配事が頭から離れず、堂々巡りするなどといったものです。本人が自覚できる変化に加えて、表情が暗く元気がない、仕事や家事などのミスが増える、趣味や外出をしなくなるなど、家族や周囲の人から把握される変化もあります。気分が下向きになるうつ症状と対照的に、訳もなく尊大な気持ちや幸せな気分になる、行動やお喋りがずっと止まらなくなる、必要以上にいろいろなことに取り組んでしまう、注意がとても散漫になるといった、上向きの気分症状は、躁症状と呼ばれます。いずれも通常見られる気分の変化よりも明らかに程度が著しいことが特徴で、気分障害の代表的な症状です。

　気分障害の診断には、どのような症状が、いつから、どういうきっかけで（あるいは、きっかけなく）出てくるようになったかが、とても大切な情報になります。ここに挙げた症状が何日、何週間も続いていて生活に支障を来している場合には、なるべく早くに専門機関への相談をして、診察を受けることをお勧めします。

病気と治療　気分障害

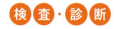
本人や家族への問診、体の検査などを総合して診断

気分障害の診断をするためには、まずは来院の経緯などについて、お伺いする問診が必要不可欠です。気分の変化をはじめとする精神的な症状についてはもちろんですが、その症状が始まる前の、生まれや生い立ち、これまでの勉強やお仕事の情報、趣味やお休みの過ごし方、ご家族の精神科の受診に関する情報なども、診断の大切な情報となりますから、診察の中で伺います。本人や家族から正確な情報を伝えてもらうことは、適切な診断や治療の大きな助けになります。うつ症状や躁症状は、精神科の病気である気分障害だけでなく、神経や内分泌に関する身体の病気や、薬の副作用などでも生じることがありますので、そのような問題が隠れていないかを、十分にチェックすることが必要です。ですから、患者さんがどのような身体の治療を受けているか、日頃、どのようなお薬を飲まれているかについても伺い、必要に応じて身体の診察や、採血などの検査も併せて行なっていくこととなります。

このようにして得られた、さまざまな情報を踏まえた上で気分障害の診断をします。ただし、一回の診察では診断をつけることが難しかったり、経過を追うごとに、それまでになかった症状が見られるようになって、診断の見直しが必要になったりすることも、決して珍しいことではありません。場合によっては、最初の受診をした後も、引き続き様子をみながら診断を検討していくこともあります。

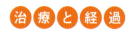
さまざまな治療の組み合わせが一般的

気分障害の治療は、一つの治療だけでなく、いろいろな治療を組み合わせて行うことが一般的です。治療は大きく分けて、生活指導、精神療法、薬物療法、心理療法などが挙げられます。

生活指導としては、まずは十分な休息をとり、心身共に負担をかけない生活を心がけることが勧められます。必要に応じて、仕事や学業など、生活面についてのアドバイスがなされることがあります。

精神療法は、医師による診察を通じて患者さんを支え、本来のポテンシャルが十分発揮できるような働きかけをする、支持的精神療法などが行われます。

処方されたお薬を飲む、薬物療法も大事なものです。うつ病では、脳内の化学物質の作用を安定させる抗うつ薬が用いられます。躁うつ病（双極性感情障害）では、抗うつ薬ではなく、気分の波の大きさを穏やかに安定させる、気分安定薬と呼ばれる薬が用いられます。必要に応じ

症状をCHECK ✓
※症状は人によりさまざまです

- ☐ ずっと悲しみに暮れて落ち込んでいる
- ☐ 興味や喜びを感じられない
- ☐ 食欲が減り、ひどく体重が落ちる
- ☐ 寝つきが悪い、寝ている途中で起きる
- ☐ 焦りやソワソワした様子が目立つ
- ☐ 反応が鈍く、考えるスピードが遅い
- ☐ 疲れやすく、気力が湧かない
- ☐ 「自分に価値がない」
  「悪いことをしてしまった」
  必要以上に自分を責める
- ☐ 集中できず、決断が遅くなる
- ☐ 死にたくなる、繰り返し死について考える

て、睡眠や不安を改善する薬が、これらに併せて処方されることもあります。薬の効果は続けていくうちに徐々に現れることが多いので、医師の指示通りに内服を続けることが大事です。一方で副作用の問題などがあれば、すぐに相談することも大事なポイントとなります。

心理療法は、基本的なものとして、病気についての説明を受ける心理教育と呼ばれる治療が、症状や対処法への理解を深める上で有用です。他にも、認知行動療法や認知矯正療法という、診察とは別枠で心理士さんにより個別に行われる、より専門的な治療もあります。

これらで十分な回復がみられない場合に、治療が難しい気分障害への効果がある修正型電気けいれん療法や、反復経頭蓋磁気刺激（rTMS）療法と呼ばれる専門的な治療が検討される場合があり、いずれも、当院で実施する体制が敷かれています。

rTMS療法は比較的新しい治療として、日本では2019年に保険適応となっています。この治療に関しては、次の項で詳しく説明されています。

気分障害の診察や治療は、外来で始めることが基本ですが、生活への支障が大きく自宅での療養が困難な場合には、入院による治療を検討することとなります。特に、行動の自制ができなくなっていたり、自分や他人を傷つけるリスクが高まっていたりするような場合には、早急な対応が必要です。

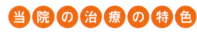
多職種からのアプローチ、専門性を活かした治療

当院は西日本でも大規模な精神科病院の一つであり、多くの専門的なスタッフが所属して日々診療にあたっています。多くの職種が介入して行うチーム医療を推進していますので、気分障害の治療に不可欠な、さまざまな方面からの病気へのアプローチを行うことができます。例えば、心理士による認知矯正療法や、病気について深く知る心理教育の治療プログラム、薬剤師によるお薬に関する説明や相談の受付、精神保健福祉士による地域医療資源や治療に関連する制度の情報提供などが挙げられます。

治療の経過によっては、生活指導、精神療法、薬物療法、心理療法だけでは、状態の安定がなかなか得られない場合もあります。当院では電気けいれん療法や、反復経頭蓋磁気刺激（rTMS）療法などのより専門的な治療が実施できる環境を整えており、幅広い治療の選択肢があることも特徴となっています。

死にたい気持ちが続いている、実際に死のうとする行動に及んでいる、行動の自制が難しくなっているなど、症状の緊急性によっては、外来ではなく、速やかな入院治療の検討が必要な場合があります。精神科救急病棟、急性期病棟を含めた多くの入院病床を擁する当院では、基本的に入院の調整に際して、院外紹介などの手順を経る必要はありません。外来と入院

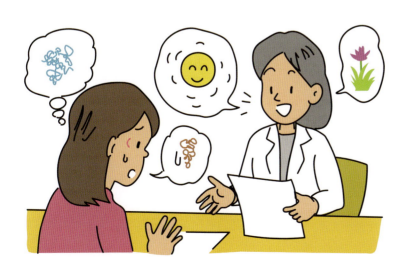

病棟のスタッフとが連携しながら、できる限り速やかな入院治療のご案内ができるように努めています。

よくある質問

Q. うつ病や躁うつ病にかかるのは、私の努力や、気の持ち方に問題があるのでしょうか

A. いいえ、そうとは言えません。気分障害の原因は、現代の医学では、まだはっきりと解明されていないのです。しかし、脳の中で働いている化学物質が十分に作用せず、脳の働きがうまくいかなくなることが、原因の一つではないかと言われています。すなわち、気分障害は医学的な治療が必要な脳の病気であり、決してその人の努力や、気の持ちようだけで良くなるものではありません。もし、症状に悩むことが続いている方がいれば、まずは専門機関での診察を受け、必要な治療について検討されることをお勧めします。

Q. 症状が良くなったら、治療は自分で判断して、やめてもいいですか？

A. いいえ、自分の判断だけで、治療をやめるべきではありません。気分障害は、適切な治療を行えば、しばしば症状が良くなり、生活への支障は目立たなくなります。しかし、この病気は再発（ぶり返し）が多く、症状を良くすることと同じくらい、再発を予防することが大事であると言われています。治療を急に中断することは、再発のリスクを高めてしまうことにつながる可能性がありますから、自分だけで治療の中止を判断することは避けて、担当の先生と当面の方針についてしっかりと相談をするとよいでしょう。

症例 PICK UP!

仕事のストレスの後にうつ病がはじまり、外来治療で改善したケース

40歳女性／うつ病

症状 母親によれば、まじめで几帳面な性格。保育士として働いたが、仕事になじめずに1カ月で退職した。再就職できず、徐々に食欲が落ちて、寝つきの悪さが何日も続くようになった。母に連れられて外来を受診したが、暗い表情で気分の落ち込みを訴え、「私のような人間はハローワークに相談させてもらう価値すらない」と言ったり、検査で異常がないにも関わらず「私は糖尿病でもう治らない」と言ったりした。

治療 うつ病の診断となり、十分に休息をとることが勧められ、外来での精神療法や、抗うつ薬を中心とした薬の治療が始まった。症状はゆっくりと快方に向かい、だんだんと本人は「寝ているばかりでもいけないかな」「休んでよいこともありました」と話すようになった。主治医と看護師、薬剤師、心理士が連携して、本人と家族にうつ病の症状、経過や薬に関する説明をした。

経過 さまざまな方面からのサポートを受けて、本人は治療を続けることの大事さを自覚するようになり、家族も病気と本人への接し方に関する理解を深めた。焦らずに治療を進めることを確認しながら、通院を続けている。

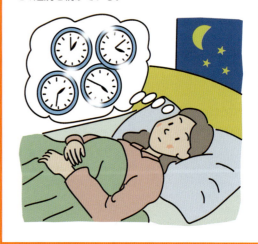

治療とサポート 治療

More Information

うつ病の新しい治療法
rTMS（反復経頭蓋磁気刺激療法）について

2019年6月から保険適応となった新しい治療法です。
薬物療法で十分な効果が得られない場合の選択肢として期待されています。

 精神科　西村 淳　｜　医師
　　　　　　　にしむら じゅん

rTMS療法とは

rTMSとは、repetitive Transcranial Stimulation の略で、反復的経頭蓋磁気刺激を意味します。

専用の医療機器を用いて、前頭前野という脳部位に繰り返し磁気刺激を与えることで、特定の脳の活動を変化させ、うつ病の症状を緩和する治療です。

アメリカをはじめとした海外では、うつ病の治療に広く実施されています。日本では2019年に「成人のうつ病患者（既存の抗うつ薬治療で十分な治療効果が認められない場合に限る）」で保険適応になりました。

当院では2023年10月より専門医によるrTMS診療を行っています。薬物療法で十分な効果が得られなかったり、副作用で薬剤が使用しづらいなどの治療困難なうつ病の方に対して、新たな治療の選択肢となり得ます。

rTMS療法は、麻酔などの前処置が不要で、起きた状態で実施できるなど、患者さんの身体的な負担も少なく、安全性も高い治療です。一方で主な副作用は、頭痛や刺激部の不快感などがあります。

かかりつけ医から紹介を受けた際は、当院を受診頂いてから日本精神神経学会が公表しているrTMS適正使用指針に基づき適応の有無について判断します。

治療時間は1日1時間程度のため、外来で実施している医療機関もあります。まずは専門機関へのご相談をお勧めします。

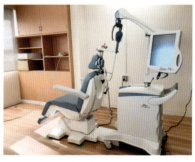

当院の rTMS 治療室

rTMS療法のメリット・デメリット

メリット	デメリット
薬物療法で効果が乏しいうつ病に効果が期待できる	効果が出るまでに時間がかかる
麻酔が不要	刺激時の痛みなどが生じることがある

rTMS療法の特徴

対象患者：成人（18歳以上）／薬剤抵抗性／中等症以上のうつ病	
頻度	週5日
回数	15～30回
期間	3～6(8)週間
時間	1セッション40～50分程度
麻酔	不要
頻度の高い副作用	頭痛／刺激部位の不快感など

病気と治療 不安症群

15. 不安症
（パニック症・社交不安症・広場恐怖症・全般性不安症など）

 どんな病気？

不安症（不安障害）は「不安」が強くなりすぎて日常生活に支障が出てしまうものです。特定の事柄や場面を強く恐れるものや、対象がはっきりせず常に不安感が続くもの、急性の強い不安発作（パニック発作）を特徴とするものなどに分類されます。発症には環境や性格などさまざまな要因が影響します。不安や、不安を避けるために日常生活のさまざまな場面が制限されます。薬物や認知行動療法を通して不安を軽減させる、不安に慣れることが治療目標です。うつ病などの併発が起きやすく、他の疾患の初発症状になることもあるので適切な診察と対応が必要です。

精神科　石津 良子
　　　　いしつ りょうこ　｜　医師

症状

不安やパニック発作のために日常生活に支障がある

私たちが不安や恐怖を感じるということは生活で必要な能力です。不安や恐怖という体からの警報を感じるからこそ安全な場所への避難や、事前の準備ができるのです。体からの警報には不安／恐怖感だけでなく動悸や冷や汗、呼吸困難やめまいなどがあります。その警報が過度に強かったり、常に鳴っていると、警報が鳴ることを避けるために生活を制限することになります。また常に警報が鳴らないかと心配することになるのです。これが不安症の状態です。

不安症にはさまざまな不安の対象が存在します。公共の交通機関や雑踏など、逃げ出せない・すぐに助けを求められないと感じる場所に強い恐怖を感じ、そのような場面を避けるものが広場恐怖症です。特定の状況や物を激しく恐れて恐怖の対象を避けるようになるものが限局性恐怖症です。この中でも他者からの評価・批判に不安を感じて人と接することが困難になりやすいものが社交不安症（社会不安障害）です。不安や恐怖の対象が限定されておらず、常に漠然とした不安を抱えて次々と不安の対象が変わるものを全般性不安症（全般性不安障害）と言います。また予知することが困難な、強い不安や恐怖と共に動悸や冷や汗などの特徴的な身体症状を伴うパニック発作を繰り返すパニック症（パニック障害）もあります。その他にもさまざまな不安症が存在します。

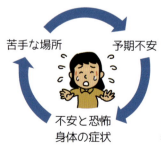

また症状が起きるのではないかという不安から、苦手な場所への不安感がさらに強まる悪循環がおきます。

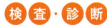
身体疾患を評価した上で
問診・面接などから診断

　身体症状が強い場合はまず内科的治療が必要な疾患が隠れていないかを確認する必要性があります。問診を踏まえてさまざまな心理検査を行い、もともとの考え方の癖、能力など患者さんが不安症になった背景を評価する必要がある場合もあります。不安症は不安が主な症状になりますが、うつ病や統合失調症でも不安が症状になることは多いので、しっかりとした評価が必要です。

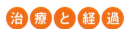
服薬と認知行動療法を行い
不安と付き合えることが目標

　不安症には主に薬物治療と認知行動療法が用いられます。薬物療法としては主に抗うつ薬と抗不安薬を使用します。抗不安薬は早めに効果を実感できますが耐性や依存性の問題があります。このため長期的な治療には抗うつ薬（SSRI）が選ばれます。その他にも患者さんに応じて気分安定薬や抗精神病薬と言われる薬剤を選択することもあります。しかし服薬治療だけでは長期的には十分な治療効果が得られにくいため、「不安を感じやすい思考を根本的に変えていく」という認知行動療法を併用することが勧められています。自分の症状である「不安」について学び、自分の不安がどの程度現実的かを吟味し、段階的に不安に直面する（段階的暴露）ことで少しずつ不安に対応できるようになるものです。また、自分の体をリラックスさせるための自律訓練法もよく用いられます。不安の対象が広がることも多く、長い経過をたどる病気です。日常生活が困らない程度に不安と付き合えるようになることを目標に、焦らずに主治医と相談しながら治療を進めていきましょう。

よくある質問

Q 人前に出ると緊張します。治療が必要でしょうか？

A. 人前で緊張すること自体は当然で、病気ではありません。緊張した時の対処方法も人それぞれです。しかし人前で緊張することの不安が強すぎて仕事に行けなくなったり、人との関わりをすべて諦めてしまうと日常生活に支障が出てしまいます。人前に出ることによる緊張感によって、もしくは「失敗してしまうのではないか」「失敗してしまったのではないか」という不安感によって慢性的に気分が落ち込んでいる場合や、すでに生活に何らかの支障が出ている場合などは病院で相談することで症状の発見と治療につながることもあるかもしれません。

症状をCHECK ✓
※症状は人によりさまざまです

- ☐ 特定の場所・状況で、その場面にそぐわないほどの激しい不安を感じる
- ☐ 特定のものに必要以上の不安や恐怖を感じる
- ☐ 何が不安かわからないけれど漠然と不安を感じている
- ☐ 電車や雑踏が苦手で外出ができない
- ☐ 不安な場面を減らすために外出や人と関わることを避けている
- ☐ 動悸、発汗、しびれ、胸の苦しさなどが突然起きるという原因不明の身体症状がある
- ☐ 不安や恐怖を感じることを常に心配している
- ☐ 不安や恐怖のせいで普段から気持ちが落ち込んでいる

病気と治療　強迫症群

16. 強迫症

どんな病気？

強迫症状は、強迫観念と強迫行為からなります。強迫観念は、繰り返し、しつこく、頭にこびりついている考えや衝動やイメージで、不安、恐怖、不快感を引き起こします。これは取り払おうと思ってもなかなか取り払うことができないものです。強迫行為は、強迫観念による不安や恐怖や不快感を一時的に軽くしようとする行為です。何度も手を洗ったり、鍵や電気のスイッチを何度も確かめるというような繰り返しの行為や、完全にこの通りにしないと安心できない行為などがあります。

精神科　浪花 孝明（なにわ たかあき）｜医師

症状

手を洗わないと気が済まない。やめられない

　強迫症（強迫性障害）は、繰り返す強迫観念、あるいは強迫行為が主な症状です。強迫観念は、繰り返し心に浮かんできて、患者さんに苦しみを与えますが、その考えを打ち消そうとしても打ち消せません。強迫行為は、何度も繰り返される同様な行為で、自分にとってよくない出来事や、あるいは実際に起こりそうもない出来事を避けるために、すなわち強迫観念をなくそうとするために行われる行為です。例えば、自分で戸締り、火の始末などしておきながら、それを忘れたのではないかという考え（強迫観念）が起こってくると、どうしてももう1度家に戻って確かめないと気が済まなくなる（強迫行為）などです。強迫観念には、汚れや菌がついてないか（不潔恐怖）、自分や人を傷つけてしまうのではないか、物の位置や左右が

そろっているか、数が過剰に気になるなどがあります。強迫行為は、何度も繰り返し手を洗い長時間かかる（強迫洗浄）、自分や人を傷つけてないか心配し確認する、物の位置や対称かどうかや回数に異常にこだわり、何度もやりなおしたり確かめるなどです。一連の強迫

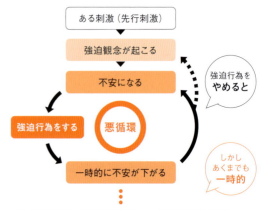

少し不安になるたびに強迫行為をしないと気が済まなくなる

強迫行為は麻薬のようなもの!!

（図）強迫観念と強迫行為の関係

出典：飯倉康郎著『強迫性障害の治療ガイド』1999年、p6より作成

症状が始まる引き金になる刺激を先行刺激と呼び、悪循環のパターンが延々と繰り返されるのが、典型的な強迫症状のしくみです（図）。

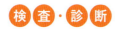

本人や家族からの問診、面接、行動分析などをもとに診断

基本は、問診、面接、行動分析などをもとに診断しますが、診断補助や症状の程度を評価するため自分で記入する評価スケールであるY-BOCSを用いることもあります。

強迫症状は神経発達症との関連が深く、自閉スペクトラム症が併存している場合は治療に工夫を要します。

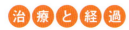

はっきりした治療法が確立しており、よくなる人もいる

精神療法と薬物療法を併用するのが一般的で、精神療法は行動療法や心理教育がよく用いられます。

行動療法のうち、特に用いられるのは曝露反応妨害法です。曝露反応妨害法は、苦手と感じてこれまで恐れていたことにあえて立ち向かい（曝露法）、これまで不安を下げるためにしてきた強迫行為をあえてしない（反応妨害法）を組み合わせたものです。これは、不安を感じる場面にわざと自分を置き（不潔恐怖・強迫洗浄の例では汚いと思うものに触る）、そこで生活を妨げている行動を行わず（手を洗うのを我慢する）、それまで行っていた習慣的行動をやらなくても安全であることを体験させ、反復して慣れていく方法です。具体的には、不安や不快感が最も強く起こる刺激を100、全く起こらないのを0とした不安階層表を作り、不安の少ないものから段階的に曝露していくことで治療が進んでいきます。

薬物療法としては、選択的セロトニン再取り込み阻害薬（SSRI）を中心とし、セロトニン再取り込み阻害作用が強い三環系抗うつ薬も用いられ、増強療法として抗精神病薬を併用することもあります。

よくある質問

Q　なんで曝露反応妨害法をしないといけないのですか？薬は飲まないとだめですか？

A. 強迫観念と強迫行為は、不安を介して、悪循環のパターンを形成しており（図）、強迫症状の成り立ちから考えても、悪循環を断つ治療（曝露反応妨害法）が有効になります。薬物療法のみと、行動療法のみの患者さんで効果は同等でした。薬物療法のみと行動療法を併用した患者さんとを比較したところ、薬物療法と行動療法を併用した患者さんの方が、治療効果がより長期に持続すると報告されています。

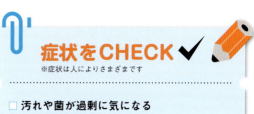

症状をCHECK ✓
※症状は人によりさまざまです

- ☐ 汚れや菌が過剰に気になる
- ☐ 過度な手洗いや入浴、歯磨き、トイレ
- ☐ 戸締りなど過度に確認する
- ☐ 人に危害を加えたか、加えられるのではないかと心配し、確認する
- ☐ 忘れ物をしたのではないかと何度も確認する
- ☐ 回数などに異常にこだわる
- ☐ 物の位置や対称性に関して異常にこだわる
- ☐ 物を捨てられず過度にため込んでしまう
- ☐ 考えが頭に浮かんで離れない

病気と治療　適応障害

17. 心的外傷後ストレス障害（PTSD）

どんな病気？

「心的外傷」とは「トラウマ」を指し、近年よく使われる言葉です。トラウマとは、自然災害や事故、暴力、レイプ、いじめなど、本人にとって非常に圧倒される体験のことです。これらの体験は最近のものでも、だいぶ前のものでもあり得ます。夜に眠れなかったり、悪夢を見たりすることが多いです。また、常に安心できず、小さな音に驚いたりイライラしたりすることもあります。過去の嫌な記憶が思い出されることもあります。

精神科　佐川 陽子（さがわ ようこ）　｜　医師

再体験や、脅威感、回避、認知の変化など

トラウマとは、本人にとって非常に恐ろしく圧倒される体験を指します。これは本人自身の体験だけでなく、身近な人が体験した場合や目撃したことなども含まれます。最近の出来事やだいぶ前の出来事が原因となることもあります。

再体験としては、過去の嫌な記憶が意図せずによみがえったり、過去の体験が生々しく再現されることがあり、これをフラッシュバックと言います。感覚や感情が当時のまま感じられることがあり、現実感が薄れることもあります。悪夢として再現されることもあります。

脅威感（過剰な緊張）は、危機的な状況では自然な反応ですが、PTSDでは危機が去ったのちも警戒状態が続きます。これにより、眠れない、ちょっとした音に驚く、イライラするなどの症状が続き、集中力も低下することがあります。

回避行動としては、トラウマを思い出させるものを避けようとする反応があり、生活範囲が狭くなり、社会的な接触を避けることがあります。

感情や認知の変化も見られます。世界が危険に満ちているように感じたり、人を信頼できなくなることがあります。気分が沈んだり、興味や意欲が低下し、感情がマヒすることもあります。現実感が無くなり、自分の行動が他人のことのように感じられることもあります。

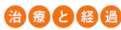
問診、面接と検査をもとに診断

生活状況やストレスの出来事、その後の調子の変化について無理のない範囲で話を伺い、症状と重さを面接で評価します。身体疾患の関連がないかどうかを確認するために、必要時には採血や心電図などの検査を行い、総合的に診断します。

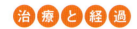

治療と経過
安定化が第一。その中でトラウマ記憶処理、統合へ

　トラウマに対処するためには、まず心身の状態を安定させることが重要です。安心感を感じられる瞬間や時間を見つけ、生活の中に取り入れることで、心身の安定を図ります。比較的安定する時や活動、サポートしてくれる人や機関をリストアップし、どのようなものが自分にとって心地よいかを特定することが大切です。趣味やリラクゼーション法、体を動かす活動などを通じて、心身のバランスを整えます。

　PTSDの症状には自律神経の調整不全が関わっているため、規則正しい生活リズムの確立が重要です。規則的な睡眠、日光浴、食事、適度な運動を心がけることで、自律神経を整え、症状を和らげます。カフェインやアルコールの摂取を控えることも有効です。

　心身が安定したら、トラウマ記憶の処理と生活への統合を進めます。心理療法にはさまざまなものがあり、場所により提供される心理療法は異なります。保険適用内外のカウンセリングや自由診療の情報は、インターネットや書籍で調べることができます。専門家と相談しながら、自分に合いそうな治療方法を選んでいくことが大切です。

よくある質問

Q. PTSDは治るのでしょうか？

A. トラウマの強度や頻度や時期、環境などにより、経過や、治るまでにかかる時間はさまざまですが、信頼できる専門家とつながり相談を続けていく中で、回復に向かって進んでいくことはできると思います。

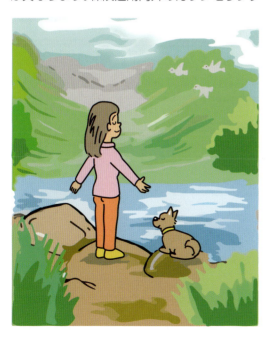

 症状をCHECK
※症状は人によりさまざまです

- ☐ そのことを思い出すと、そのときの気持ちがぶり返してくる
- ☐ 睡眠の途中で目が覚めてしまう
- ☐ 別のことをしていても、そのことが頭から離れない
- ☐ イライラして、怒りっぽくなっている
- ☐ そのことについて考えたり思い出す時は、何とか気を落ち着かせるようにしている
- ☐ 考えるつもりはないのに、そのことを考えてしまうことがある
- ☐ そのことを思い出せるものには近よらない
- ☐ 神経が敏感になっていて、ちょっとしたことでドキッとしてしまう
- ☐ その時の場面が、いきなり頭に浮かんでくる
- ☐ そのことは考えないようにしている

※改訂　出来事インパクト尺度（IES-R）から抜粋

病気と治療　適応障害

18. 適応反応症（適応障害）

どんな病気？

適応反応症は、環境の変化に適応できず、ストレスで心身に不調を来し、生活に支障が出る状態です。進学、就職、異動や転職、結婚など、大きな環境変化が引き金となりやすいです。症状として、気分の落ち込み、興味・関心の喪失、不安や緊張の増加、神経質になり、眠れなくなったり食欲が減ることがあります。生活に支障があるほどのストレス、不安、イライラなどがある場合には、早めの医療機関への相談をお勧めします。心理カウンセリングや環境調整、ストレス管理、薬物療法などで改善が期待されます。

精神科　佐川 陽子　｜　医師
さがわ ようこ

不安や抑うつ、イライラ、不眠

症状は人により異なりますが、以下のものが挙げられます。

うつ症状：興味や喜びが失われ、気持ちが沈んで気力がなくなることがあります。将来に対する希望が持てず、集中力が低下し、仕事や学業でミスが増え、パフォーマンスが低下することがあります。結果として、早退や欠勤も見られることがあります。

不安：パニックや強い恐怖、焦りが生じることがあります。普段は気にならない些細なことにも過剰に反応し、イライラや怒りっぽさが増します。ストレスの原因となる出来事や状況を思い出すと、突然涙が出たり、動悸や息切れが起こることもあります。

身体症状：頭痛、胃痛、睡眠障害、涙が止まらないなどの症状が現れることがあります。ストレスの原因を思い出すと、これらの症状が強まることが多いです。睡眠の問題や食欲の変化、だるさ、疲労感も見られることがあります。

行動の変化：人との接触を避けるようになり、気分を紛らわせるためにアルコールや薬物に頼ることがあります。

ストレスの原因はさまざまで、以下のものが挙げられます。

生活面：引っ越し、結婚、離婚、出産、子育て、家族の死などの変化がストレスの原因となりやすいです。

仕事面：就職、転職、失業、昇進、降格のほか、パワハラ、セクハラなど、自分の能力を否定されたり、職場の人間関係に問題が生じたりすることがあります。

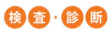
問診、面接と検査で診断

ストレスが起きる前の生活状況と、ストレスとなった出来事や、その後の調子の変化など、経過についてお話を伺います。どのような症状

があるのか、その症状の重さを問診、面接で評価し、他の精神疾患や身体疾患との鑑別をしていきます。身体疾患からきているものではないかどうかを確認するために、採血や心電図などの検査をすることがあります。これらを総合的に判断して、診断されます。

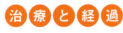

休養と環境調整が中心

回復するためのステップは以下の通りです。

①休養：ストレス環境から離れ、睡眠や栄養を十分に取り、休養します。自宅での休養や入院が考えられます。環境が変わっても眠れない場合は、薬物療法が検討されることがあります。回復を促進するために、好きなことをしたりリラックスしたりする時間を確保します。

②問題の整理と将来の希望：ある程度回復した段階で、これまでの環境や経過を整理し、将来の希望について話し合います。

③環境調整：ストレス要因を減らすため、環境を調整します。職場では、部署替えや転職、仕事量や仕事内容の調整、対人ストレスを軽減するための接触の減少などが考えられます。また、家族や友人によるサポート体制を整えることも有効です。

認知行動療法とストレス管理：診察や心理療法で、認知行動療法などを通じてストレス反応への理解を深め、効果的な対応方法を試し、練習します。普段の生活でストレス解消や反応を和らげる活動を習慣化することで、ストレスへの対応力を高めます。

よくある質問

Q. 適応できないのは、その人が悪い、弱いのでしょうか？

A. ご本人の特性と、ご本人の置かれた環境とのマッチング、相性、という側面があります。環境なり本人なりがいい、悪い、という話ではありません。変えられる範囲で、よりよい環境の調整に向けて話し合っていきます。ご本人の側においても、ご本人のストレスへの反応の傾向と対策をとっていき、より柔軟で多様な対応をしていけるようにしていきます。

症状をCHECK ✓
※症状は人によりさまざまです

- [ ] それまでスルーしていたくらいのストレスでも反応するようになっている
- [ ] 疲れを感じやすい
- [ ] 学校や職場に行きたくない
- [ ] ゆううつになることがある
- [ ] イライラすることが増えた
- [ ] 不安になることが増えた
- [ ] 頭痛や肩こり、めまいなど体の不調がある
- [ ] 酒やたばこ、カフェインなどの量が増えた
- [ ] 食欲が落ちた
- [ ] 食べ過ぎるようになった
- [ ] この頃よく眠れない

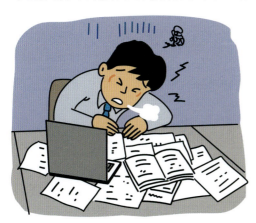

病気と治療　解離性症群

19. 解離症

　どんな病気？

通常、私たちは自分の存在をつながったひとつのまとまりとして認識しています。解離症（解離性障害）の特徴は、意識、記憶、思考や感情、自己同一性などの統合（まとまり）や連続性が失われ、そのために社会的に支障を来したり、対人関係にも困難を抱えていること、本人が症状に気づいていないこともあります。心的外傷およびストレス因関連障害群（ストレスにより引き起こされる精神障害）と密接な関係があり、現在のストレス状況も病状や経過に影響する可能性があります。解離性同一症、解離性健忘、離人感／現実感消失症などの種類があります。解離症が疑われる場合には、精神科などで専門的な治療を行います。

精神科　西村 淳
にしむら じゅん　｜　医師

症状

多重人格やストレスに関連した記憶や現実感の喪失など

解離性同一症では、2つ以上のパーソナリティ状態（いわゆる多重人格）や憑依体験（霊などが乗り移る体験）の存在があります。それらの人格の一部でコミュニケーションがあることや他の人格の存在に気づかないこともあります。人格が交代している間に健忘（記憶がなくなる）があったりします。

解離性健忘は、通常、心的外傷的または強いストレスに関連した自伝的（自分に関する）な記憶について、部分的に思い出せなくなるものがほとんどですが、まれに、自分の名前や生活史の全てを忘れることもあります。

離人感・現実感消失症では、離人感は自分の行動や考え・感情などを傍観者のように感じる体験ですが、幽体離脱体験を含みます。現実感の消失は周囲の世界を非現実的で夢のように感じる体験です。

それらは誰にでも一過性に見られることがありますが、持続的、反復的に存在し、社会的・職業的に支障が出たりする場合に診断されます。抑うつや不安症が併存することがあります。

検査・診断

病歴と症状に基づき診断します

薬物の影響や、神経疾患など他の病気による症状でないことも重要で、血液検査や頭部画像検査、脳波検査などを行ったり、心理検査を行うこともあります。

解離性同一症では幻聴や幻視、被注察感（見張られているような気がする）、妄想を疑うような症状もあるので統合失調症などとの鑑別が必要なこともあります。また、心的外傷後ストレス障害や抑うつ障害群、パーソナリティ障害

群、身体症状症、摂食障害、物質関連障害、強迫症や睡眠障害など多くの併存症を持つこともあります。解離性健忘では認知症などの認知機能低下でないこと、アルコールのブラックアウトのような薬物などの影響でないこと、脳損傷による外傷後健忘、てんかん、作為症・詐病（病気や症状をねつ造する精神障害や行為）などとの鑑別が必要です。

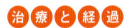
生活の安全・安定と症状改善を目指します

　心的外傷との関連が強く、トラウマ治療に準じた心理治療が推奨されます。また、心理治療を導入するためには、患者さんの安全確保や生活状況の安定が最優先されます。なぜなら、今現在、暴力に脅かされている環境にいる場合、さらなる心的外傷を受けてしまう心配がありますし、生活基盤が安定している方が治療も安定して受けやすいためです。治療を共に進めていく治療者との関係を築くことも大切です。

　解離症に対して、わが国で保険適応になっている薬剤はなく、海外でも有効性が確認されている薬剤はありません。心的外傷後ストレス障害に対する有効性が報告されている薬剤、選択的セロトニン再取り込み阻害薬（SSRI）などが試みられることがありますが、全ての患者さんに有効であるとは言えません。また、不眠や不安、抑うつ症状などを伴う場合には、症状に応じた向精神薬を使用することがあります。その場合、依存性や衝動性を抑えられなくなってしまう可能性のあるベンゾジアゼピン系薬剤は控えることが望ましいと考えられています。

よくある質問

Q. ぼーっとするなどの解離症状から戻るにはどうしたらいい？

A. グラウンディングが有用です。文字通り「地に足をつける」ように地面を踏み締めている足の裏の感覚を感じる・体の重さを感じる、手を握る、見えるものを声に出してもらうなど五感を用いて、今現在の安全感、現実感を取り戻す方法です。

症状をCHECK ✓
※症状は人によりさまざまです

- ☐ 複数の人格がいる
- ☐ 違う人みたいと他者から指摘された
- ☐ 自分が知らないうちに何かをしていた
- ☐ 自分が知らないうちにどこかに行っていた
- ☐ ある出来事に関する記憶がない
- ☐ 霧や夢の中にいるようだ
- ☐ 自分の考えが自分のもののように感じられない
- ☐ 私は誰でもない
- ☐ 体外離脱体験（外から自分を見ている）

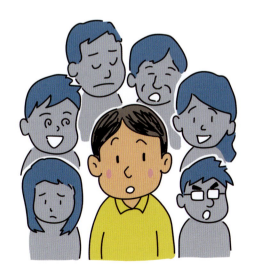

病気と治療　身体症状症群

20. 身体症状症

どんな病気？

身体症状症とは、苦痛を伴うまたは日常生活に混乱を引き起こす身体症状があり、それに関連した過度な思考、感情、行動が長期的に持続する病気です。この病気のポイントは身体症状への過剰なとらわれです。実際に身体疾患がある場合も診断がついていない場合も、苦痛や日常生活の混乱が実際の身体的問題に比べて不釣り合いに大きい場合はこの病気の可能性があります。症状の消失にこだわらず、症状があっても精神的に健康に過すことを目標に、精神療法や行動療法、補助的に薬物療法を行います。

精神科　近藤 萌　｜　医師
こんどう もえ

症状
身体症状についての考えや不安で生活に支障が出る病気

一般外来で医学的に説明がつかない身体症状を持つ患者さんは40.2%–49%にものぼるという調査があり（Haller Hら, Dtsch Arztebl Int 2015 112: 279–287, 2015）、症状の原因がわからないということはきわめて一般的なことです。医学には限界がありますが、すべての検査を行わなくても重大な病気の見落としがないように、医師は総合的に判断しています。しかし、症状に注目し続けた場合、医師に問題がないと言われても安心できず、症状のことばかり考えるようになることがあります。複数の病院を受診して検査を希望したり、民間療法を試したりと、症状にとらわれた生活を送るようになります。この状態が長期的に続くと、結果的に身体症状そのものよりも、それに関する思考や不安、症状に振り回された生活の方が大きな問題となってきます。このような状態を身体症状症と呼びます。

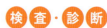
検査・診断
症状＜症状へのとらわれによる悪影響が診断のポイント

まずは苦痛を妥当に説明できる重篤な身体疾患がないか、内科などで十分に調べてから、精神科的評価や治療を開始していきます。DSM-5-TR（米国精神医学会による精神疾患診断分類）の診断基準では、1つ以上の苦痛を伴うまたは日常生活に意味のある混乱を引き起こす身体症状があり（A）、身体症状、またはそれに伴う健康への懸念に関連した過度な思考、感情、または行動（B）を伴い、症状のある状態は持続している（典型的に6ヶ月以上）（C）ものを診断するとしています。実際は、診断基準に機械的に当てはめて診断をするものではなく、診察医が病歴や診察所見などから総合的に診断を行います。幼少期からの人生経験、発達特性の有

無、周囲の対人関係や社会的な状況などの情報は診断だけでなく、その人に合った治療方針を立てて精神療法（医師と会話をすることによる治療）を行うためにも役立ちます。また、医師は他の精神疾患がないかどうかも確認します。

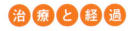

症状の消失ではなく、よりよい生活を送ることを目指す

　精神科を受診することは「症状は気のせいだ」と言われているような気がして抵抗を感じる方は多いでしょう。身体症状症は確かな苦痛や機能低下をもたらす疾患であり、精神科ではその苦痛を軽視しません。それでも、精神的な健康を取り戻すこと、身体症状とどう付き合っていくのかというのは非常に重要な問題です。そのため精神科では原因の追及や症状の消失は目指しません（必要な場合は身体科と併診します）。診察での精神療法、行動療法などを中心に、身体症状との付き合い方を一緒に考えたり、ストレスに対処する力を伸ばしたりといったことが行われます。抑うつや不安、痛みが強い時に、補助的に抗うつ薬などの薬物療法を行います。時間をかけて自分自身や症状への理解を深め、症状と距離が取れ、健康的な行動を選択していくことで、身体症状によるとらわれが軽減し、苦痛が軽減していくと言われています。

● よくある質問 ●

Q. 家族が身体症状症かもしれないのですが、どのように接したらよいでしょうか

A. 本人の身体症状への苦痛は、他者から見れば過度であっても、本人は真剣に苦しんでいます。本人のためよかれと思って「気の持ちようだ」と励ましてしまうと、本人は「辛さをわかってもらえない」「サボっていると思われているのではないか」と感じ、さらに不安や落ち込みを感じ、孤立感を深めてしまうことがあります。また、本人が現実的な（精神的な）問題に向き合うかどうかは本人の決断であり、本人の中でさまざまな準備が整うことが必要になるため、周囲が強引に精神科を受診させようとするとうまくいかないことが多いと思われます。原因については議論せず、まずは本人のきつさを否定せずに認め、味方としてそばにいることが本人の支えになると思われます。本人が行動するために、安全な場所にいる、周囲に支えてもらっているという感覚は大いに助けになります。

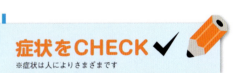

※症状は人によりさまざまです

- ☐ 原因が分からない症状に長く悩まされている
- ☐ 持病の症状がつらく、なかなか良くならない
- ☐ 重大な病気なのではと不安に襲われる
- ☐ とにかく原因をはっきりさせたい
- ☐ インターネットや書籍で症状について頻繁に調べている
- ☐ 医者にしっかり検査をしてもらえない
- ☐ 何カ所か病院を変えている
- ☐ 症状のせいで仕事や家事がうまくいかない
- ☐ 症状によって気持ちが落ち込み、好きなことも楽しめない
- ☐ 周りの人が症状を理解してくれず「気にしすぎ」と言われるのがつらい

病気と治療　摂食障害群

21. 摂食障害

どんな病気？

摂食障害は、食行動を中心に、いろいろな問題が現れる病気です。一般に、極端な食事制限と著しくやせている神経性やせ症、むちゃ食いと体重が増えるのを防ぐために嘔吐や下剤などを繰り返す神経性過食症の2つのタイプに分かれます。いずれも、若い女性によく起こりやすいですが、男性や高齢者にも見られます。

精神科　浪花 孝明　｜　医師
　　　　なにわ たかあき

症状
太るのが怖い、やせたい
食べるのを抑えられない

　神経性やせ症では、体重や体型の感じ方が障害されます。患者さんは明らかにやせていても、それを異常とは感じません。やせるために食事量を制限したり、やせているのに活発に活動することが多く見られますが、やせに伴い次第に筋力低下や疲れやすさを感じるようになります。低体温、低血圧、心拍数低下、無月経、濃い産毛、皮膚の乾燥といった変化が見られます。精神面では、やせの影響でうつ気分や不安、こだわりが強くなってきます。やせていることで満足感は得られますが、根底には自尊心の低下が存在しています。

　神経性過食症とは、食のコントロールができなくなり、頻繁に過食してしまう病気です。大量の食べ物を詰め込むように一気に食べるのが特徴で、「むちゃ食い」と言われます。自分では止められず、コントロールできない感覚が強い場合がほとんどです。嘔吐や下剤など、体重を増やさないための行動も見られます。過食や嘔吐がある場合には、唾液腺が腫れたり、歯の表面が胃酸で溶けたり、手に吐きだこが見られます。心理的には、体重次第で自己評価が変わったり、気分の浮き沈みがあったりします。

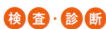
検査・診断
本人や家族からの問診、面接、
身体検査などをもとに診断

　神経性やせ症は、正常下限を下回るやせがあり、成人ではBMIが15kg/m²未満になると最重度と診断されます。血液検査では、脱水、貧血や白血球減少、電解質異常、高コレステロール血症などが見られます。また、低体重が長期間続くと、脳の萎縮や骨粗しょう症も見られます。

　神経性過食症は、過食と嘔吐や下剤乱用とのバランスで、体重は低めになることも、正常のこともあります。嘔吐や下剤を大量に使うことなどによりカリウムが失われ、不整脈が出ることもあります。

注：BMI(Body Mass Index) = 体重（kg）／身長（m）²
18.5未満はやせと分類されます。

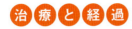

認知行動療法、家族療法、心理教育などの心理療法が有効

　神経性やせ症の治療は、食行動の改善、それに伴う身体面の改善（体重増加や月経の回復）、心や偏った考え方の改善を目標とします。心理療法が有効とされています。オランザピンなど一部の向精神薬が考え方を柔らかくするかもしれませんが、薬物療法だけでは解決しないことがほとんどです。低栄養・低体重の心や体に対する影響を正しく知ることが治療の第一歩となります。三食規則正しく食べ、健康的な食事に心と体を慣らしていきます。三食食べても体重は急激に増えないことを実感することは、食事や体重についての偏った考えを少しずつ変えていくために重要です。また、栄養が改善するだけでも考えが柔らかくなる場合も多く見られます。

　神経性過食症の治療は、食事の規則性やコントロール感を取り戻し、過食嘔吐を減らすことを目指します。このために、毎日の生活パターンを把握し、生活のリズムを決めます。その上で、心理療法や薬物療法を行います。認知行動療法は、症状やその背景の気持ちを本人が記録し、それを検討しながら、症状コントロールについて考えていくものです。選択的セロトニン再取り込み阻害薬（SSRI）などの抗うつ薬が過食嘔吐を減らす効果があると言われていますが、薬物だけでの完治は困難だと考えられています。

よくある質問

Q ダイエット、大食いと何が違いますか？

A 「普通」のダイエットと神経症やせ症との違いは、「体重を減らす」ということが意識の大半を占めているか、やめようと思ったらやめられるかどうかです。食が生活に及ぼす影響が大きい場合は神経性やせ症の可能性が高いと言えます。

　神経性過食症の場合、過食が始まると「コントロールできない感覚」が強く、自分では止められず、これが大食いとの違いです。また、過食後の自己嫌悪感も強く、体重を減らす行動を伴うのが特徴です。

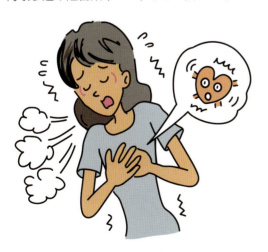

症状をCHECK ✓
※症状は人によりさまざまです

- ☐ 太るのが怖い。やせている
- ☐ 食事の量を減らすことがある
- ☐ 自分でコントロールできずに、一度にたくさん食べてしまう
- ☐ 食べ物を吐いたり、食事を抜いたり、たくさん運動をしたりする
- ☐ 周りからやせていると言われるが、自分ではそう思わない
- ☐ 体重・体型への関心が高い
- ☐ カロリーや体重のことで頭がいっぱいになる
- ☐ 生理が来ない、不順になった

病気と治療　パーソナリティ障害

22. パーソナリティ障害

考え方や価値観、行動パターンが属する文化とは大きく偏ってしまうことから、自身が苦痛を感じたり、周囲が困ってしまったりする障害です。自分に自信がなくていつの間にか自分を傷つけるような生き方になっていたり、感情を穏やかに保つことができずすぐに怒ってしまったり、対人関係が上手に築けずに誰かを傷つけてしまったり、そういったことが繰り返されてしまいます。

精神科　宇佐美 貴士　うさみ たかし　｜　医師

症状

感情制御や対人関係の構築、衝動制御が難しくなります

パーソナリティ障害は症状に応じていくつかのタイプに分けられていますが、ここでは総論として記載します。共通することは、自身の属する文化から大きく外れた考え方や行動があり（簡単に言えば周囲とのズレがあるということ）、そのせいで自身が苦痛を感じたり、周囲が困ってしまったりするということです。目で見た情報や耳で聞いた情報をどのように理解し自

（表）分類の一例

パーソナリティ障害のタイプ		
A群（奇妙で風変わりなタイプ）	B群（感情的なタイプ）	C群（内向的なタイプ）
猜疑性パーソナリティ障害 他人に対して強い不信感、猜疑心	反社会性パーソナリティ障害 他者の権利を軽視した、衝動的な行動をとる	回避性パーソナリティ障害 他者から否定されることを強く恐れ社会参加を避ける
シゾイドパーソナリティ障害 社会や他人に無関心で非社交的	境界性パーソナリティ障害 気分の波が激しく対人関係が不安定	依存性パーソナリティ障害 自己主張や決断を避け、他者に過度に依存する
統合失調型パーソナリティ障害 風変りな会話や行動をとったりする	演技性パーソナリティ障害 他者の注目を集める突飛な行動をとる	強迫性パーソナリティ障害 自分が持つルールにこだわり完璧を求める
	自己愛性パーソナリティ障害 自分を特別な存在ととらえ特別扱いを求める	

身が考えるかといったことを認知と呼びます。この認知にズレがあると、日常生活において、些細な出来事に対してもすれ違いが生じてしまい、被害的に捉えてしまったり、期待を抱いてしまったりして、対人トラブルに発展することがあるかもしれません。怒ったり、落ち込んだり、悲しんだりといった感情の波が大きくなってしまうこともあります。何かをきっかけに瞬間湯沸かし器のように怒ってしまい誰かを傷つけてしまうこともあるかもしれません。他者と上手に距離を取るといったことができず、人間関係を円滑に気付くことが難しくなるでしょう。こういう能力を対人関係機能と表現します。考えなしに行動をしてしまって、事故にあったり、自分を傷つけたりするかもしれません。場当たり的に行動し、自分の行動を制御することが難しいことを、衝動制御ができないと表現することもあります。このような症状が成人以降、持続性をもっていくつかの場面で（特定の環境や相手に対してではなく、いつでも誰に対してでも）現れている場合にパーソナリティ障害と診断を付けることができます。

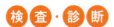

困りごとを聞かせてもらいます

生活での困りごとを聞きながら、認知や感情、対人関係機能、衝動制御などについて評価していきます。心理検査などを行うこともあります。統合失調症やうつ病や躁うつ病などの診断がなされる場合はそちらを優先します。

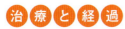

自身を知ることから。補助的に薬物療法

まずは自分の認知や行動のパターンを知ることです。その上で医師と一緒に対策を考えていきます。感情の安定に寄与する薬や、衝動性を抑える薬を補助的に使うこともあります。長い年月をかけて培われた考え方や価値観、人との付き合い方を修正するのはすぐには難しいかもしれません。ゆっくり時間をかけて治療に取り組んでいく必要があります。また、年齢を重ねることで症状がマイルドになることもあります。

よくある質問

Q パーソナリティ障害は治りますか？

A 回復はすぐには難しいかもしれません。問題は長期化したり慢性化したりすることもあります。時間をかけて治療に取り組むことで、自身を理解することができ、日常生活でのストレスに対する対処スキルが向上し、感情をコントロールできるようになる、対人関係が良好になるといったことが期待できます。

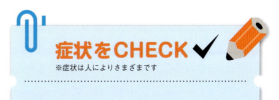

症状をCHECK ✓
※症状は人によりさまざまです

- ☐ 人に理解されない考え方や行動をとる
- ☐ 柔軟な考え方が難しい
- ☐ 極端な考え方をとりやすい
- ☐ 些細な出来事で怒ったり悲しんだりする
- ☐ 同じパターンで人と衝突してしまう
- ☐ 衝動的に動いてしまい後悔する

病気と治療　成人の発達障害

23. 成人の発達障害

どんな病気？

発達障害の方には、幼い頃に診断される方の他にも、年を重ねて生活する上で難しさを感じ、そこで初めて受診し診断される方がいます。発達障害は一般的な「病気」と違い、脳の「特性」であり、その特性を強みとして人生が豊かになることもあります。しかし一方で、独特な物の見方やコミュニケーションの取り方、行動のしかたなどによって、人生のさまざまなステージで周囲とのズレを感じて苦しむこともあり、医療や福祉のサポートが必要になる場合があります。成人の発達障害として話題になりやすいものは「自閉スペクトラム症（ASD）」「注意欠如・多動性障害（ADHD）」です。

精神科　川合 優子
　　　　　かわい ゆうこ　　｜　医師

症状

コミュニケーションが苦手 仕事でミスや遅刻が多い

成人の発達障害は、「学校や職場などでうまく行かない」ということで受診につながることが多いです。うつ病や不眠といった他の症状で受診したら「実は不調の背景に発達障害があった」ということも多くあります。基本的な特性は児童のASDやADHDと同じです。ASDではコミュニケーションの苦手さや臨機応変な対応の苦手さなどが、ADHDでは不注意によるミスや時間通りに行動することの苦手さなどが、成人してからの苦労の原因となりやすいです。どうにかしようと頑張るうちに生活リズムが乱れて体の不調を感じることや、自分を責めたり周囲から責められたりするうちに気分の落ち込みやイライラを感じることもあります。また、成長する過程でうまく行かないことが重なり自信が持てなくなったことで、生まれ持った発達障害の特性以上にストレスに弱くなってしまっている場合もあります。上手に助けを求めるのが苦手な特性から、精神的にかなり辛くなってやっと受診に至ることもしばしばあります。

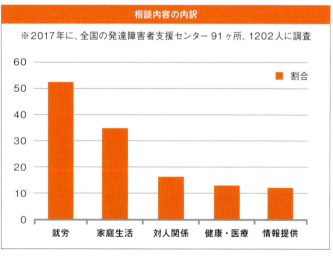

相談内容の内訳
※2017年に、全国の発達障害者支援センター91ヶ所、1202人に調査

出典：『精神医学』Vol.62. No.7 p955よりグラフ作成

検査・診断
問診、心理検査などをもとに診断

現在の困りごとの他に、幼い頃の家や学校での様子も聞きます。それにより、物事の捉え方や感じ方のパターン、言葉の受け取り方や伝え方、言葉以外のコミュニケーションの取り方、行動のパターンなどの特徴やその程度を把握します。また、心理検査でもそれらをより客観的に評価したり、自分の持っている力の中で何が得意で何が苦手かを分析したりします。

治療と経過
自分の特性を知り、得意を活かし苦手を補う

まずは自分の特性を把握します。心理検査結果の資料をもとに日々の生活を振り返りながら、自分ができる工夫や、周りの人にどのように理解して必要な配慮をしてもらうか検討することが治療の基本となります。ASDの方の工夫としては、「人との会話ですれ違いが生じる可能性に気づき、その場合は相談する」「一回の情報量を少なく、具体的に伝えてもらう」「曖昧な表現や複数の捉え方ができる表現は避けてもらう」「文字や図などで伝えてもらう」などがあります。また、接客業よりもパソコン作業などを正確にする方が得意、など本人の特性に合わせて仕事内容も検討できるかもしれません。刺激を減らして集中しやすい環境にするなどの工夫もあります。「小児期の自閉スペクトラム症の易刺激性（些細なことで不機嫌になる）」に対しては対症療法的に薬が使われることがありますが、ASDの症状そのものへ効く薬はありません。ただし、必要に応じて、睡眠や気分の症状を改善する薬を使うことはあります。ADHDの場合は、注意がそれやすいため「一回の情報量は少なく」「メモをとる」などの工夫や、最近は時間管理やタスク管理のアプリの活用が効果的です。またADHDには治療薬として承認されているものがあるため薬物療法を行う場合もあります。いずれの発達障害の場合も、必要に応じて就労支援や障害年金、障害手帳など福祉サービスの導入も行います。

よくある質問

Q 発達障害は治りますか？

A 基本的な特性は生まれ持ったものであり、それによい悪いもないものです。なので、その特性自体が「治る」わけではありません。ただ、それによって困っていることがあるなら、原因を把握し、過ごしやすくなるために工夫するポイントを相談することはできます。

症状をCHECK ✓
※症状は人によりさまざまです

ASD
- ☐ 急な予定変更が苦手
- ☐ こだわりが強い
- ☐ マルチタスクが苦手
- ☐ 曖昧な言い方をされて混乱する
- ☐ 相手の意図がわからない
- ☐ うまく自分の思いが伝わらない

ADHD
- ☐ ケアレスミスが多い
- ☐ 忘れっぽい
- ☐ 気が散りやすい
- ☐ 会話を途中で遮って自分の話をしてしまう
- ☐ 落ち着きがない
- ☐ 計画どおりに物事を進めるのが苦手

病気と治療　高次脳機能障害

24. 高次脳機能障害

どんな病気？

脳が種々の原因によって損傷を受けて、後天的にさまざまな認知機能（注意・記憶・遂行機能）や情動・行動に障害が生じた状態を指します。主な原因には、脳梗塞・脳出血・クモ膜下出血などの脳血管障害や、交通事故や転落などによる脳外傷、脳炎・髄膜炎などがあり、これらの後遺症として現れます。深い意識障害から回復してからは一見元通りの状態に戻ったように見えることもあるので、〝見えない障害″と呼ばれることもあります。

精神科　橋本 学（はしもと まなぶ）　認知症疾患医療センター長・リハビリテーション科長

症状
代表的な症状は注意・記憶・遂行機能・社会的行動の障害

代表的な症状は、「注意障害」、「記憶障害」、「遂行機能障害」、「社会的行動障害」の4つです。注意障害では、注意力が散漫になってミスが多くなったりします。記憶障害では、新しいことが覚えられなくなったり、最近の出来事を思いだせなくなったりします。遂行機能障害では、理解・判断や計画に基づいた行動がうまく行えなくなったりします。社会的行動障害では、コミュニケーションがうまくいかなかったり、怒りっぽくなったり、衝動的な行動をとったりします（図1）。

検査・診断
行動観察や種々の検査で評価
損傷部位を画像検査で確認

大脳の働きは部位によって異なっており、それぞれが異なった機能を持っています。どこの部位が損傷するかによって失われる機能が異なります。診断・評価にあたっては、日常生活の聞き取りや直接の行動観察を通じて、注意・記憶・遂行機能・社会的機能がうまく働いているかを判断します。注意・記憶・遂行機能にはそれぞれ特有の神経心理学的検査（課題に対して回答する検査）も行います。実際の脳の状態をみる画像検査（CT,MRI,脳血流検査など）も必要です（図2）。

（図1）
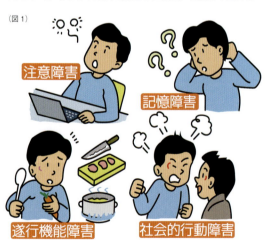

(図2) **高次脳機能障害の原因となる疾患**

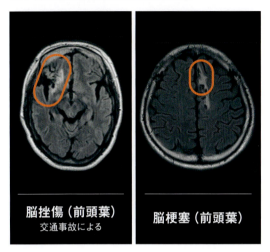

交通事故などによる脳外傷や脳梗塞などの脳血管障害が高次脳機能障害の原因として多い

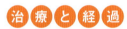

発症1年以内のリハビリが重要
それ以降は症状が固定することも

　一度損傷を受けた脳細胞は復活しませんが、それ以外の正常な脳細胞を活性化するためにリハビリテーションを行うことが重要です。高次脳機能障害にもさまざまな症状があり、それらを正確に評価してその内容に合わせたリハビリテーションを行うことで症状の回復を目指します。リハビリテーションは脳損傷による意識障害が改善した早期の段階から開始することが重要で、発症後1年くらいまでは著しい改善が見られることもよくあります。それ以降の改善は少なく、症状が固定していきます。

● **よくある質問** ●

Q. どこへいったら診断・評価してもらえるの？

A. 高次脳機能障害を正確に診断・評価できる医療機関は限られています。各地に支援拠点機関が指定されていますので、そこに相談すると適切な医療機関を紹介してくれます。当院は佐賀県の地域支援医療機関に指定されています。

Q. 薬は効果がないのですか？

A. 注意・記憶・遂行機能を改善させる薬は開発されていません。注意欠陥／多動性障害の治療薬を高次脳機能障害に対して用いることは一般的ではありません。しかし、社会的行動障害の中のいくつかの症状に対しては薬による治療が有効なこともあります。

 症状をCHECK
※症状は人によりさまざまです

- □ ぼんやりしていてミスが多い（注意）
- □ 作業を長く続けられない（注意）
- □ 周囲の刺激に気が散って落ち着かない（注意）
- □ 新しい出来事を覚えられない（記憶）
- □ 物の置き場所を忘れる（記憶）
- □ 同じことを繰り返し質問する（記憶）
- □ 作業するときの段取りが悪い（遂行機能）
- □ 自分で計画を立てて実行することができない（遂行機能）
- □ 人に指示してもらわないと何もできない（遂行機能）
- □ 自己中心的になる（社会的行動）
- □ 興奮する、暴力をふるう（社会的行動）
- □ 元気がない、意欲がない（社会的行動）

病気と治療　睡眠障害

25. 睡眠障害

どんな病気？

睡眠障害には、不眠症・過眠症・睡眠リズム障害の他にも睡眠時無呼吸症候群や睡眠関連運動障害などが含まれますが、ここでは特に頻度の高い不眠症をとりあげます。不眠症では眠る機会や環境が適切であるにもかかわらず、睡眠の開始と持続、安定性、あるいは質に持続的な障害があり、日中の眠気、倦怠感、集中困難、抑うつ、不安などさまざまな精神・身体症状が出現します。このために長期欠勤、生産性の低下、産業事故の増加などさまざまな人的あるいは社会的損失を引き起こすため、公衆衛生学上も大きな課題となっています。

精神科　松﨑 公信（まつざき ただのぶ）　医師

症状
入眠や睡眠維持の困難があり日中の機能障害が見られる

不眠症は、持続的な睡眠障害、適切な睡眠の機会、日中の機能障害という三要素を含んでいます。成人の不眠症の典型的な訴えは、寝付けない、または睡眠が維持できないというものです。これらの症状があったとしても、日中の機能障害が見られない場合には不眠症とは見なさず、薬物療法の対象とは通常なりません。日中の典型的な症状としては、疲労感、意欲の低下、イライラ、集中力低下などがあります。成人では慢性的な不眠症のために社会生活や職業生活に支障を来し、生活の質が低下します。小児の場合には学業成績の低下や注意力の低下、行動の問題などが起きることがあります。その他にも不眠症によって筋緊張や動悸、頭痛といった身体症状が見られることがあります。

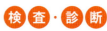
検査・診断
問診が中心となるが睡眠誤認の問題もある

基本的には問診の中で、睡眠に関する訴え（入眠困難、睡眠維持困難、早朝覚醒など）と日中の障害（疲労、注意力の低下、生活上の機能障害、イライラなど）の程度を確認することにより診断を行います。加えて、眠る機会や環境が適切であるかどうかも確認します。睡眠に割り当てられる十分な時間が確保できない場合や、睡眠環境が適切でない（明るい、うるさいなど）場合には、眠れないのは当然のことであり病気とは言えないからです。また、高齢になると睡眠時間は一般的に減りますのでこれも必ずしも異常とはいえません。

不眠症患者さんの多くは実際の睡眠時間よりも睡眠時間を過小評価しますが、極端になると重度の睡眠障害を訴えてはいるものの、客観的

にはそれほどの睡眠障害を認めないという睡眠状態誤認（逆説性不眠）の状態にであることもあります。近年では診察場面の中でスマートウォッチなどにより客観的な睡眠状況を気軽に共有できることも増えました。今後このような技術はますます発展し、治療アプリなどとして臨床応用されていくことが期待されています。

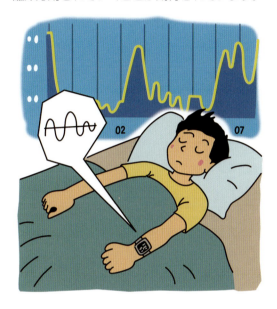

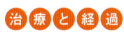

薬物療法だけではなく睡眠衛生指導も重要

　不眠症の治療はその症状や背景を的確に捉えるところから始まります。身体・環境・心理的な不眠の要因を除去できないか検討し、睡眠衛生指導を行います。指導の内容は、定期的な運動、適切な寝室環境の調整、規則正しい食生活、カフェイン・お酒・煙草など嗜好品の摂取方法などです。これらを行った上で必要な場合には薬物療法を行います。薬物療法で不眠症状とそれによる生活の障害が改善した後にどう維持していくかということも重要で、しばらく薬物を継続した後に減薬・休薬を試みることが一般的ですが、安全性に留意しながら薬物療法を継続していくこともあります。

よくある質問

Q 眠れなくて寝酒をします。睡眠薬も一緒に服用してもいいでしょうか

A アルコールには一時的には寝付きがよくなり睡眠が取りやすくなったように感じる効果があります。しかし、入眠後は逆に眠りが浅くなって睡眠の質が悪化します。またアルコールを毎日飲んでいると徐々に体が慣れてしまって効かなくなり、量が増えてアルコール依存症に陥ってしまう可能性すらあります。睡眠が目的であれば寝酒は百害あって一利なしです。また、アルコールを睡眠薬と併用すると副作用の頻度と強度を高めることがあるため、晩酌後には睡眠薬を服用しないことが無難でしょう。特にベンゾジアゼピン系あるいは非ベンゾジアゼピン系睡眠薬と飲酒の併用は、併用後の記憶障害のみならず、呼吸抑制やせん妄状態など命に関わることもありますので禁忌と言えます。

症状をCHECK ✓
※症状は人によりさまざまです

- ☐ 寝付けない
- ☐ 夜中に目が覚めて眠れない
- ☐ 朝早く目が覚めてしまう
- ☐ 疲れやすい
- ☐ やる気がでない
- ☐ 注意力、集中力、記憶力が低下した
- ☐ イライラしやすい
- ☐ 気分が低下する
- ☐ 日中の眠気がある
- ☐ 仕事上のミスが増えた

治療とサポート 治療

More Information

・当院精神科以外の診療科の紹介・

肥前精神医療センターの内科・脳神経内科について

精神科の患者さんの身体合併症や、脳や神経に関する病気などについて、
外部の専門機関とも協力しながら、治療を行っています。

内科　高島 由紀（たかしま ゆき）｜ 医長

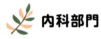

内科部門

　2024年6月現在、常勤内科医師1名と非常勤内科医師1名の2名体制で診療を行っています。主に精神科の入院患者さんの身体合併症の治療に携わっています。肺炎、尿路感染症、腸閉そく、骨粗しょう症、原因不明の発熱などの場合に精神科の医師から相談を受け、検査、治療を行っています。当病院では、血液検査、心電図、胸部・腹部レントゲン検査、腹部・心臓超音波検査、CT,MRI検査が可能です。また、外部委託検査として、痰、血液、尿などの細菌検査や結核菌検査が可能です。内視鏡検査や血管造影検査は行っていません。人工呼吸器を必要とするような重症の肺炎、手術を必要とする骨折などの場合は専門の病院に転院して治療を受けていただいています。

　また、地域の役場のご協力を得て地域住民の方を対象とした脳MRI健診を行っています。1996年度から2017年度までは脊振町、2018度からは吉野ヶ里町の60歳以上の方を対象に血液検査、身体測定、神経心理検査（ものわすれの検査）、脳MRI検査などを無料で実施しています。健診結果は報告書として受診者の方に郵送しています。生活習慣病、もの忘れの早期発見、治療にお役立ていただいています。これからも続けていく予定です。

脳神経内科

　当院では「脳神経内科」診療も行っています。脳神経内科は、主に脳、脊髄、末梢神経、および筋肉に関連する病気や障害の診断と治療を行う医学の専門分野です。神経系の疾患や障害には、脳卒中、てんかん、片頭痛、アルツハイマー病やパーキンソン病などの神経変性疾患、多発性硬化症や筋委縮性側索硬化症などの神経免疫疾患、神経痛やニューロパシー（末梢神経障害）、脳炎や髄膜炎などの病気があります。これらの病気の診断には、MRIやCTスキャン、脳波、腰椎穿刺、神経伝導速度と筋電図を使用します。当院では脳波や脳CT,脳MRI検査、脳脊髄液検査が可能ですが、脳卒中や脳炎、自己免疫性疾患などの急性期の検査、治療ができる医療設備は限られていますので大学病院や総合病院の脳神経内科にご紹介することがほとんどです。また外来リハビリテーションは行っておりません。人工呼吸器の管理や胃ろうカテーテル交換などの在宅訪問診療も行っていません。外来での処方、神経難病の診断書作成、身体障碍者手帳申請、障害年金診断書作成は可能です。

知りたい！〝こころの病気〟の症状＆治療法
肥前精神医療センターの最新医療

第**2**章

さまざまな治療法の紹介、
受診から退院後のサポートまで

治療とサポート・
当院への
治療の流れ

治療とサポート 治療

・精神療法・

抱える問題をじっくり聞きだし 回復に向けて共に歩む

それぞれの患者さんが持っている問題に対して、特別な治療をする前に（あるいは、やりながら）、よくお話を聞いて、問題を整理し、目標を共有していくことが必要です。

精神科　本村 啓介
　　　　もとむら けいすけ　　｜　臨床研究部長

 初めて受診するときの精神療法

精神科を受診する患者さんはそれぞれ、いろんな問題を持っています。「このような症状があるのでこのような治療（もしくは検査）をしてほしい」と、具体的に説明できる方もいます。一方で「何が問題なのかがよくわからないけど、とにかく苦しくてたまらない」とか、「理由はわからないけど死にたい」という患者さんもいます。初回の診察では、現在どんなことで困っているのかについて、まずはゆっくり時間をかけて教えてもらうことから始めます。

お尋ねするのは、現在のことだけではありません。"こころ"の問題は、生まれ持った体質、幼い頃の環境、その後の、さまざまな成長段階での経験、そして現在の環境など、さまざまな要因が影響しあってもたらされると考えられています。ですから、一見すると、あまり関係ないようなことまで質問させていただくかもしれませんが、できる範囲で教えていただければ結構です。答えたくないときには「そのことはあまり話したくない」と言っていただいて結構です。

"こころ"のトラブルには、とてもたくさんの種類があります。眠れない、という人もいれば、起きられない、という人もいて、食べられない、という人もいれば、食べ過ぎてしまう、という人もいます。気分が落ち込んだ人もいれば、気分が高ぶりすぎる人もいます。覚えられない、という人もいれば、忘れられない、という人もいます。人前で話せない人もいれば、話しすぎて困るという人もいます。掃除ができない人もいれば、一日中掃除ばかりしている人もいます。自分を傷つけてしまう人もいれば、他人を傷つけてしまう人もいます。結局、私たちの心は、どのようにできているのでしょうか。それはあまりに複雑であり、まだ誰もうまく説明できていないのですが、ともあれ、私たちはたくさんの方のお話を聞かせていただくことによって、心のトラブルについて、ある程度のパターンを知っており、それを手がかりにして一人一人の患者さんの問題を理解し、治療へとつなげていくことが出来ます。特別なことをするわけではないのです

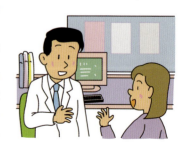

が、お話を聞いて問題を整理し、どのように問題に対処すればよいのか、とりあえずの方針を示すだけで、ある程度回復する場合もあります。

他の治療をしながらの精神療法

問題の種類によっては、認知行動療法のような心理療法、あるいは薬物療法やその他の医学的療法を開始することになります。ですがその場合でも、ただ機械的に、そのような治療を実施するわけではなく、予想される効果や副作用を説明し、不安の訴えを傾聴し、経過についてフィードバックを行いながら、治療を進めていきます。これらの話し合いも、それぞれの治療の一部ではありますが、見方によっては、それ自体が一種の治療、精神療法であるともいえるでしょう。そのような話し合いを通じて、患者さんはご自分の問題のことをよりよく理解できるようになり、より上手に対処できるようになっていくのが一般的です。

応援としての精神療法

事故でけがをして病院に搬送された場合、あるいは、がんなどの病気になり入院して手術を受ける場合、患者さんは治療者の技術と善意を信頼して、身を任せるのが普通でしょう。けれども精神科の治療では（激しい興奮を伴う急性期を別にすれば）、対等な立場でお互いの考えを伝えあいながら、回復に向かって共に歩んでいくことになります（体の病気でも、慢性的な病気の場合、このような関係により近くなります）。麻酔をかけた患者さんの体を、メスを持つ医師が治療するような関係とは違い、私たち精神医療スタッフは、患者さん自身の歩みを応援しながら、共に歩んでいく存在です。精神科の病気についてはよくわかっていないことが多く、また同じ病名でも一人一人の違いも大きいため、私たち専門家が持っている知識と、患者さん本人だけが知っている固有の体験とを見比べながら、ひとりひとりに合わせた治療を進めていく必要があります。私たちは専門家として、一般的な知識を持ってはいても、その知識が一人一人の患者さんにどのように役立つのかを考えるためには、それぞれの患者さんの価値観を教えていただくことが必要です。専門家が提供する知識と、患者さんが語る価値観とを見比べながら、今どのような問題があるのか、それをどのようにして解決することを目指すのか、について、よく話し合って共通の認識をつくっていきます。そのようにして生まれるのが「治療同盟」と呼ばれる、患者さんと治療者の同盟なのですが、治療同盟が形成されたときには、回復に向かう大きな一歩が、すでに踏み出されているのです。

初回の診察の時にはできるだけ時間をかけてお話を聞くようにしていますが、2回目以降については、面接の時間が限られているのが現状です。心理士によるカウンセリングを希望される方も多いのですが、スタッフ数が限られているために、皆さまのご要望にはお応えできておりません。限られた時間で効率よく情報を伝えあうためには、一日一日の調子や睡眠時間、活動内容を含む生活記録をつけていただいたり、ゆっくり考えてほしいことをノートにまとめてきていただいたり、あるいは手紙の形で渡していただいたり、といったようにして、工夫を重ねているところです。

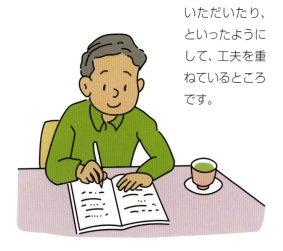

治療とサポート 治療

・認知行動療法・

認知行動療法
前向きに、ではなく、客観的に

精神科で提供する治療技法のひとつに「認知行動療法」があります。
「物事の捉え方をみつめなおし、気持ちを少し楽にしよう」というものです。

心理療法室　天野 昌太郎　│　主任心理療法士
あまの しょうたろう

 「Dr.スミス問題」と
「思い込み」

　突然ですが、「Dr.スミス問題」をご紹介します。「Dr.スミスは腕利きの外科医です。常に冷静で判断が早く、難しい手術をたくさん手掛けることから、周囲はとても厚い信頼をよせています。そのDr.スミスが夜勤のある日、交通事故で大けがをおった2人が救急車で運び込まれてきました。父親とその子どもがドライブ中、父親の不注意で谷へ転落したそうで、救急隊員によれば、車は大破し、特に子どもが重体とのことでした。緊急手術の準備を整えたDr.スミスが重体の子どもを迎えにきました。しかし、子どもを目にした瞬間、Dr.スミスは驚きのあまり、頭の中が真っ白になりました。なんと、運び込まれた子どもは、Dr.スミスの息子だったのです」。
　この「Dr.スミス問題」を初めてご覧になった方で、特に何の引っ掛かりもなく、文章をスムーズに読み終えることができた方は、普段から柔軟に物事を捉えることができる方かもしれません。ただ、多くの方が、初めて読んだ際には「んっ…？どういうことだろう…？」と頭を抱えてしまうようです。
　さて、Dr.スミスの正体ですが、実は重体の子どもの「母親」でした。…という何でもない結論なのですが、多くの人がDr.スミスを「男性」と思い込みやすいために戸惑ってしまうようです。「Dr.スミスは男性である」とはどこにも書いていないのに、そう思い込んでしまう不思議。「外科医」だから…？「常に冷静」だから…？「判断が早い」から…？どれもDr.スミスが男性であることの根拠にはならないはずなのですが、「気づかないうち」に「思い込み」でそう判断してしまった、このような傾向が多くの人に当てはまるために、「Dr.スミス問題」は、いじわるクイズの一種として、まだまだ現役でいられるのかもしれません。

 「前向きに」ではなく、
「現実的」で「客観的」に…

　現在、精神科において治療として提供されている認知行動療法にはさまざまな種類がありますが、ここでは、認知行動療法を初めてご存じになる方へ向けて、基本部分をご紹介します。
　たとえば、「街中を散歩中、偶然に知り合いとすれ違った際に、こちらがあいさつをしても相

手があいさつを返さなかった」という出来事に遭遇したとします。ある人はそれを「街中で、周囲がにぎやかだったから、自分のあいさつに気づかなかったのだろう」と考え、気に留めませんでした。しかし、ある人は「あいさつは聞こえたはずなのに無視されてしまった、きっと自分のことを良く思っていないからだろう…」と考え、モヤモヤしました。

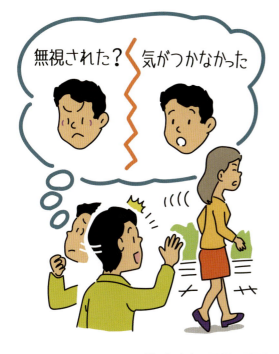

もちろん、この2つの「捉え方」に正解・不正解はなく、単にその「同じ出来事」に対して、2人が「異なった捉え方をした」というだけの話です。ただ、「無視された」と捉えた後者のモヤモヤが長く続くとしたら、少しもったいないようにも思います。「あいさつを返されなかった」という事実に対する「無視された…」や「良く思われていないんだ…」という捉え方は、根拠に乏しい性急なものであったかもしれないからです。

認知行動療法は、このような「捉え方」に注目します。「捉え方」を、少し難しい言葉で「認知」といいます。「出来事（あいさつを返されなかった）」は変えようのない「事実」ですが、出来事に対する「認知（無視された）」は、あくまで「その

人の」捉え方であり、練習によって変えていくことが可能です。そして、「認知」が変われば、その結果として生じる「気持ち」も変えることができ、モヤモヤする機会を減らすことが期待できる、というわけです。

…という説明をさせていただくと、「つまり、前向きに考えよう、ポジティブにいこう、ってことだね」と捉える方がおられますが、ここに大きな落とし穴があります。たとえば、「前向きに考えることが難しい」状態が症状そのものである「うつ」を患っておられる方に対して、「前向きに」とか「ポジティブに」を求めることは非常に酷なことです。精神科で提供する認知行動療法においては、そのような「捉え方の無理な変換」は求めません。

認知行動療法で試みる「認知のみつめなおし」のポイントは、「前向きに」、「ポジティブに」ではなく、「現実的に」、「客観的に」です。被害的な認知で不必要に不安を募らせたり、悲観的な認知で不必要に自分を責めるような認知を無理にポジティブな方向へ変換しようとするのではなく、その出来事を「現実的」、「客観的」に振り返ってみて、病気の症状やもとからの性格傾向による「認知のゆがみ」が影響し過ぎていないかを検討してみます。そして、その「認知のゆがみ」に気づくことができ、時間をかけて少しずつ「ゆがみ」を除いた捉え方ができるようになれば、その結果として不必要なモヤモヤや気持ちの落ち込みを減らすことが期待できます。

「柔軟な認知を身につける」とは、「思い込みを減らして、さまざまな可能性のもとで出来事を捉えてみる」ということです。ただ、「Dr. スミス問題」が教えてくれたように、「認知のゆがみ（勝手な思い込み）」は、それに気づくこと自体が容易ではありませんので、スタッフと一緒に日常のさまざまな出来事を振り返り、認知を検証し、ゆがみに気づき、さらに、他の捉え方を模索する練習を繰り返すことが大切です。

治療とサポート 治療

・精神科薬物療法・
精神科の「おくすり」の基本

精神科の薬に関する情報、薬と日々の生活について
考えるためのヒントをお伝えします。

精神科　會田 千重　｜　統括診療部長
　　　　あいた ちえ

 精神疾患の治療の基本とは

　まず初めに、精神疾患の治療は薬物療法のみでできるものではありません。生物学的治療（薬物療法、電気けいれん療法など）、心理療法や精神療法、社会的介入の三つを組み合わせて行います。主治医は疾患に有効な薬を処方し、その患者さんに合う心理療法や精神療法を行い（認知行動療法や一般的な通院精神療法など）、患者さんの環境調整に必要なアドバイスなどを行います。それぞれの精神疾患や障害によって3つのバランスは変わりますが、それらを組み合わせて行い、患者さん自身の回復力（レジリエンス）を高めることを目指しています。その際に多職種チームで治療を行うのも特徴です。医師だけでなく、看護師、心理療法士、ケースワーカー、リハビリスタッフ（作業療法士や理学療法士、言語聴覚士）、薬剤師、入院治療の病棟によっては療養介助専門員や保育士、児童指導員など、さまざまな職種が専門性や強みを生かして関わります。薬に関しても、さまざまな職種のスタッフが患者さんの自覚的な「飲み心地」や副作用で心配な点を伺ったり、身体の状態を一緒に見ていったりする機会があるのです。

　治療内容については、主治医と患者さんが共同で意思（方針）を決定することが大切です。薬物療法についても、処方される薬の効果や副作用を、きちんと主治医から説明してもらうとよいでしょう。そして、症状が軽くなったり改善したりした後に、日々の生活をどのように過ごすことが目標なのかを、しっかり主治医や支援者と話し合っておきましょう。その際には会話による話だけでなく、いろいろなシートを用いて（クライシスプランシートなど）情報や治療目標を共有する方法もありますので、ぜひ活用してみましょう。

 向精神薬の分類

　向精神薬（精神科で用いられる薬）にはいくつかの分類と適応となる疾患・症状があります。例えば、抗精神病薬（統合失調症の治療薬で幻覚や妄想に効果がある）、抗うつ薬（うつ病や不安症の治療薬で抑うつに効果がある）、気分安定薬（双極性感情障害の治療薬で躁状態やイライラ、うつ状態に効果がある）、抗不安薬（不安症や神経症の治療薬で、不安や強迫症状などに

効果がある)、睡眠薬(不眠症の治療薬)などです。このほかにも、抗認知症薬、依存症治療薬、抗ADHD(注意欠如・多動性障害)薬、子どもの自閉スペクトラム症に伴う易刺激性(些細な刺激に過剰に反応してしまうこと)に効果がある抗精神病薬、子どもの神経発達症の不眠に効果がある薬、などもあります。それぞれの分類の中にも、効き方が違ういくつもの種類の薬があるので、主治医の説明だけでなく、薬の説明用紙(薬剤情報提供書)や薬剤師の説明など、いろいろな情報を聞いてみることをお勧めします。ただしインターネットの情報には間違った内容も含まれることがあるので、注意して見るようにしましょう。

　以下に主な種類の向精神薬を説明します。また、この本の中で、それぞれの疾患ごとのページもご参照ください。そしてどの疾患・障害でも、薬物療法以外に心理社会的介入と言われるさまざまな非薬物療法が重要であることを、再度強調しておきたいと思います。

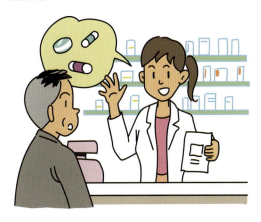

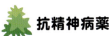
抗精神病薬

　抗精神病薬は主には「ドパミン」という神経伝達物質の過剰による、幻覚や妄想、興奮などの精神症状を整える薬です。その他の神経伝達物質も調節することで、興味関心や意欲低下の改善、再発予防なども期待され、種類によって効き方の特徴があります。

効き方の特徴により、第一世代抗精神病薬(定型)と第二世代抗精神病薬(非定型)とに分けられ、最近では錐体外路症状という神経系の副作用が少ない第二世代の薬がよく用いられるようになっています。また抗精神病薬の中には気分障害(双極性感情障害)に有効なものもあります。

　抗精神病薬による薬物療法については、「統合失調症」や「気分障害」の項目も参照してみてください。

抗うつ薬・気分安定薬

　抗うつ薬は主には「セロトニン」「ノルアドレナリン」という神経伝達物質の働きを調節して、抗うつ効果や抗不安効果をもたらすくすりです。それぞれの伝達物質への作用の違いによって、SSRI(選択的セロトニン再取り込み阻害薬)、SNRI(セロトニン・ノルアドレナリン再取り込み阻害薬)、S-RIM(セロトニン再取り込み阻害・セロトニン受容体調節薬)、NaSSA(ノルアドレナリン作動性・特異的セロトニン作動性抗うつ薬)三環系抗うつ薬、四環系抗うつ薬など、さまざまな種類があります。抗うつ効果が発揮されるのには数週間を要し、その前に消化器症状や、不安・焦燥などの賦活症候群(アクチベーション症候群)といった副作用が出現することがあるので、注意が必要です。抗うつ薬に関しても、古典的な薬(三環系抗うつ薬)は口渇や便秘、過量摂取による致死的不整脈などの副作用を呈しやすく、重症うつ病や夜尿症などへ限定的に使用されるようになってきています。

　抑うつ症状と躁症状の両方が見られる(双極性感情障害)場合は、気分安定薬として炭酸リチウム、バルプロ酸、カルバマゼピン、ラモトリギンなどが用いられます。ほかにクエチアピン、オランザピン、アリピプラゾール、ルラシドンなどの第二世代抗精神病薬も双極性感情障害の症状改善に効果があると言われています。

抗うつ薬や気分安定薬による薬物療法については、「気分障害」「不安症」「強迫症」の項目なども参照してみてください。

抗不安薬

抗不安薬は、主には「ベンゾジアゼピン受容体」に作用することで、不安を軽減させる薬です。速やかな効果が期待される一方で、依存や耐性が生じやすい、急に中断すると離脱症状が出る、などの注意点がある薬です。他にもふらつきや健忘・せん妄などの副作用のリスクがあるので、用量や種類を増やし過ぎないよう、主治医とよく相談しましょう。ベンゾジアゼピン受容体作動薬は、他にもいろいろな神経系に働くことによって睡眠薬、抗てんかん薬、筋弛緩薬としても使用されます。

抗不安薬による薬物療法については、「不安症」の項目なども参照してみてください。

睡眠薬

睡眠薬は、古くはベンゾジアゼピン受容体作動薬が中心に処方されていた時代から、異なる働き方をする、主に3種類の薬剤から選択できる時代になりました。ベンゾジアゼピン受容体作動薬は依存や耐性の問題が生じやすいので、メラトニン受容体作動薬、オレキシン受容体拮抗薬、といった他の2種類の睡眠薬が使用されることが増えています。

睡眠薬による薬物療法については、「睡眠障害」の項目も参照してみてください。まずは「睡眠衛生指導」と言われる、身体・環境・心理的な不眠の要因を取り除くことの重要性が述べられています。

薬の効果や副作用を
主治医と共有するために

治療の目標を主治医と決めた後に、薬を飲んでいる患者さんは、現在の状況や薬の効果・副作用を主治医にうまく伝えるのに苦労していることはありませんか？もしかしたら主治医の方も、患者さんの状態や薬の効果について、疑問に感じていることがあるかもしれません。そのようなときに、主治医と患者さんの間で工夫できることがあります。たとえば、飲み忘れがあれば受診の際におおよその数を数えておく、生活リズムについて簡単にカレンダーに○×を書いてチェックしておく、気になることをメモして持参する、などです。

患者さんからすれば、診察時になかなか症状について言えない、聞きたいことを聞けない、といった場合もあるかもしれません。本来はそのようなことがないように主治医が配慮して診察するべきでしょうが、主治医がいろいろな業務が重なって配慮が不十分になることもあります。また、主治医のほうで想像している患者さんの状態と、患者さんご自身が感じている自覚症状に隔たりがあることも多々あります。そのような時にちょっとしたメモやチェック表などがあると、主治医との共有がうまくいくのではないでしょうか？また、前で述べた多職種チーム医療の観点から述べると、外来看護師や訪問看護師、その他の主治医以外に関わる支援者の誰かに伝えられるといいかもしれません。お手数をおかけしますが、いろいろな方法で、主治医にぜひ「治療や薬の効果について」感じていることを教えてください。

通院中や入院中の患者さんには、定期的な検査（採血・尿検査・心電図・レントゲンなど）を受けてもらっています。上記に記載した抗精神病薬などで、手が震える、よだれが増える、食べ物が飲み込みにくくなる、口など体の一部が自然と動いてしまうなどの「錐体外路症状」という神経系の副作用が出ることがあります。また体重増加や食欲増進、血糖上昇、便秘や喉の渇き、生理不順、心電図異常など、体の代謝機能や各器官の調節、ホルモンに関連する副作用も

あります。いずれも薬が作用するしくみや部位により、ある程度予想はできるのですが、薬の効果や副作用の出方には個人差もあるので、定期的な検査で「今の薬が身体に合っているか」を調べておくことが重要です。

また、薬の飲み合わせ（相互作用）も注意が必要です。「お薬手帳」などを持参して、他院でもらっている薬を主治医や薬剤師に確認してもらい、飲み過ぎや飲み合わせの悪いくすりの重複をさけるようにアドバイスしてもらいましょう。

特に知的・発達障害の人の薬物療法について

知的障害や発達障害（自閉スペクトラム症や注意欠如・多動性障害など）の場合は、初めの方で述べた生物学的治療（薬物療法）、心理療法や精神療法、社会的介入の３つのバランスが、他の精神疾患とはずいぶん違います。薬物療法の適応・承認薬はごくわずかで、「言葉を用いた精神療法」も知的障害や発達障害の患者さんでは、逆に混乱させることが多いです。それは知的障害を伴わない ADHD や、自閉スペクトラム症の患者さんでも見られます。

海外のガイドラインでは、発達障害の治療の第一選択は「心理社会的治療」とされており、コミュニケーションの支援や自閉スペクトラム症などの障害特性に応じた TEACCH® 自閉症プログラム、行動の機能的アセスメント（応用行動分析・行動療法）など、患者さん個々人に合った手法での専門的支援を指します。専門用語で聞くと難しいと感じられるかもしれませんが、自閉スペクトラム症の患者さんに絵カードや写真カードで見通しを伝えたり、チェック表を用いてポイントを貯め、欲しいものをもらえるシステムを用いたり、あるいは表面上の行動の奥にある行動の意味を読み取って適切な表現方法に修正していく、などの治療です。知的障害や発達障害では、幼少期からきちんと障害特性の

評価をして、無理なく日常生活が送れるような「合理的配慮」や「標準的な支援」（最近の福祉用語で専門的な支援を指すもの）が不可欠と言われます。

知的障害や発達障害の人への薬物療法は、あくまで対症療法で根本的な問題を改善させる薬はほとんどありません。抗 ADHD（注意欠如・多動性障害）薬は ADHD の症状そのものに効果がある数少ない薬です。その他は、子どもの自閉スペクトラム症に伴う易刺激性に効果がある抗精神病薬、子どもの神経発達症の不眠に効果がある薬など、限られた適用があるのみです。知的・発達障害の人には、幼少期から、学校や福祉サービスの支援者とも協力して、多分野でネットワークを作って行う専門的な支援が有効です。

知的・発達障害の患者さんへ「くすりを含めたスケジュール提示の一例」		
おきる		ビニールぶくろしんぐ
あさのくすり		くすり
あさごはん		タオル
10じ		おちゃしんぶんしビニールぶくろ
ひるのくすり		くすり
ひるごはん		タオル
15じ		ぎゅうにゅうおかしおんがくプレーヤー
よるのくすり		くすり
よる		しんぶんしんぐ

治療とサポート 治療

・精神科作業療法・

作業を通して病気の回復を助け、希望する生活の実現をサポート

患者さんの回復と健康を促進するために、患者さんにとって目的や価値を持つ作業に焦点を当て治療や指導、達成に向けた援助を行います。

リハビリテーション科　山元 裕子 やまもと ひろこ　主任作業療法士
　　　　　　　　　　平位 和寛 ひらい かずひろ

精神科作業療法の展開 統合失調症の場合

精神科作業療法では各疾患に合わせてリハビリテーションを提供していきます。ここでは、統合失調症を例に回復段階に合わせた精神科作業療法の実際について説明していきます。

統合失調症の経過として前触れの症状である前駆期、急性期、慢性期、維持期との経過を辿ることが多いです（表）。初回入院の場合には前駆期の症状を疾患の前兆と理解できずに入院となる場合が多いのですが、前駆期の症状を前兆と理解し、症状悪化を回避するために入院する（休養入院）する方もいます。

以降の項では、医療機関内で関わることの多い、急性期から安定期に至るまでの時期について説明します。

病気の状態からの回復を目指す 急性期の作業療法

急性期は幻覚や妄想などの陽性症状が強く出現しており、患者さんも周囲の人にとっても混乱と危険をもたらすことがある時期です。多くの場合、患者さん自身は睡眠がとれておらず、普段できている生活を維持することが難しい状態に陥っています。

（表）

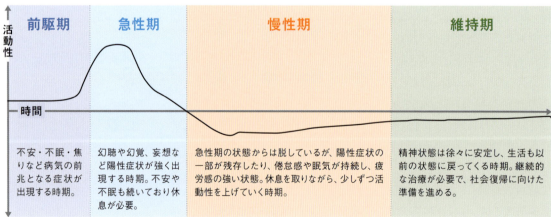

前駆期	急性期	慢性期	維持期
不安・不眠・焦りなど病気の前兆となる症状が出現する時期。	幻聴や幻覚、妄想など陽性症状が強く出現する時期。不安や不眠も続いており休息が必要。	急性期の状態からは脱しているが、陽性症状の一部が残存したり、倦怠感や眠気が持続し、疲労感の強い状態。休息を取りながら、少しずつ活動性を上げていく時期。	精神状態は徐々に安定し、生活も以前の状態に戻ってくる時期。継続的な治療が必要で、社会復帰に向けた準備を進める。

90

そのためまずは薬物療法などを用いて休養がとれるように働きかけます。また日中には活動し、夜間には眠るという大まかな生活リズムを取り戻せるように働きかけていきます。作業療法は医師や看護師などと相談しながら、日中に簡単な作業（創作活動や軽運動／写真1、2）をして過ごせる時間やお茶会（写真3）や手浴、足浴などを行ってリラックスする時間を提供しています。

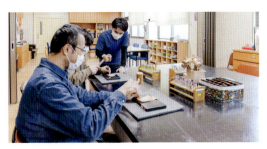
（写真1）創作活動を行う様子

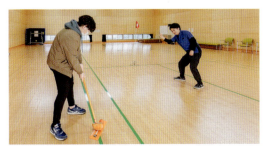
（写真2）軽運動を行う様子

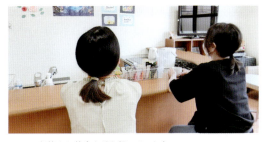
（写真3）喫茶やお茶会なども行っています

生活の安定を図る　慢性期の作業療法

　慢性期は回復段階としては急性期を脱していますが、まだまだ幻覚や妄想といった症状が残存している患者さんもいます。この時期は焦り過ぎないことが大事です。

　その上で、入院前を振り返り体調を崩すきっかけとなった出来事について振り返り、今後同じことが繰り返されないようにモニタリング（患者さん自身の状態変化を知る方法）やクライシス・プラン（状態変化に応じた対処や相談の方法をまとめたもの）を多職種で作成していきます。これには患者さん本人だけでなく、家族をはじめとする支援者にも協力してもらっています。また患者さん自身が積極的に治療を受けられるように現在の治療について一緒に整理をしたり、希望を伝える練習をしたり、退院後、利用できる地域の施設などについて学び、退院後の生活を計画していきます。

退院を目指す　維持期の作業療法

　維持期は入院生活から地域での生活へと移行していく時期で、入院治療の最終段階です。この時期には精神症状の出現はほとんどなくなっているか、残っていても対処行動をとれることが多くなっています。

　そのため地域での生活を長く継続するために、服薬の仕方を決めたり、通院の頻度を考えたり、日々の過ごし方を決めていきます。

　特に『日々何をして過ごすか』は非常に大切で、患者さんにとって目的や価値を持つ過ごし方を確認しながら、活動と休息のバランスを考えたり、余暇時間の過ごし方を考えたり、病気の状態がまた悪くなってきたときにどのように対応していくかを決めていきます。実際に外出や試験外泊などの場面を利用して、うまくできたことやできなかったことを振り返り、今後も無理なく続けられるように、患者さんや支援者と相談しながら地域生活の計画を立てていきます。また入院中受けていた医療や支援が途切れることなく退院後も継続して受けられるように、支援者同士で情報交換や会議などを行っています。

治療とサポート　治療

・精神科での身体リハビリテーション・
さまざまな方法で回復を目指す

理学療法士、作業療法士、言語聴覚士が
専門的にリハビリテーションを実施します。

リハビリテーション科　　田中 成和　｜　作業療法士長
　　　　　　　　　　　　たなか しげかず

理学療法

　病気・骨折などにより身体機能や体力が低下することで、日常的な動作である寝返る、起き上がる、座る、立つ、歩くという動作が不自由になることがあります。

　このような患者さんに対して身体を動かすために必要な筋力増強運動やストレッチの指導、座る、立つ、歩くなどの動作練習を行い、身体回復を促します。

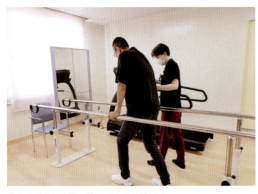
歩く練習を行う際に使用する平行棒です

作業療法

　腕の骨折や脳卒中で麻痺が出ると身の回りのことが一人でできなくなることがあります。関節の動きや筋力、感覚などの身体の機能を改善していくことで、食事、トイレ、更衣動作などの日常生活動作や料理、洗濯、買い物などの能力の回復を促します。また、仕事や家庭内で必要な作業の獲得も目指します。

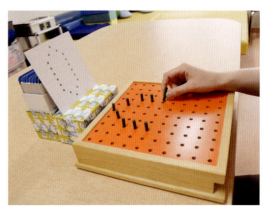
見本のように棒を穴に入れる課題で腕の運動や
手の細かい動きの練習です

言語聴覚療法

　言語（コミュニケーション）や食べる、飲み込むなどの問題に専門的に対応しています。精神疾患に加え、脳機能障害や認知機能が低下した方の問題の本質や発現メカニズムを明らかにし、対処法を見出すために検査・評価を実施し、訓練、指導、援助を行います。

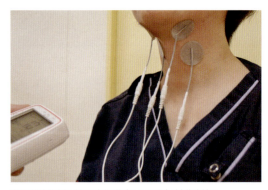
嚥下障害に対し筋力強化訓練として電気刺激療法も
取り入れています

治療とサポート 治療

・電気けいれん療法（ECT）・
重症な精神病症状に強い効果

麻酔をかけて眠った状態で、頭皮上の電極から脳に電気を流す治療です。
重症の精神病症状などに非常に強力な効果を発揮する"切り札"的な治療です。

精神科　橋本 学
　　　　はしもと まなぶ

認知症疾患医療センター長・リハビリテーション科長

 脳に電気を流すことで脳の機能が回復

　頭皮上から脳に対して刺激を行い脳の機能を回復させる治療をニューロモデュレーションといいます。電気けいれん療法（ECT）はニューロモデュレーションのひとつで、強力な精神症状改善効果があり、重篤な精神症状の治療法として"切り札"ともいえる存在です。

　ECTの治療において、脳に電気が到達すると独特な脳波変化が起きます。（図1）。この脳波変化が治療効果につながります。ただ、このような脳波変化は治療効果につながる一方、全身けいれんを起こしかねません。そのため、静脈に麻酔薬を注入し眠った状態になった後に、筋弛緩薬という筋肉を緩める薬を注入します。そうすると全身けいれんは出現しないのです。電気"けいれん"療法という名称になっていますが、実際にはけいれんは起きません。患者さんは眠っている間に治療は終了します。ECTは専用の治療室で、精神科医と麻酔科医の協働で行われます（図2）。

 いろいろな精神疾患による病態に対して効果を発揮

　ECTは、うつ病、双極性感情障害（躁うつ病）によるうつ状態・躁状態や妄想、統合失調症による幻覚・妄想、カタトニアと呼ばれる重篤な状態などの精神疾患に対して効果を発揮します。これらの精神疾患では、向精神薬による薬物療法を行うことが一般的ですが、早急な改善が求められるときは、薬物療法よりもECTを優先して行います。種々の脳炎・髄膜炎、パーキンソン病などに伴う気分の障害（うつ状態など）や幻覚・妄想に対しても、基礎疾患に対する治療をしてからECTを行うこともあります。また、認知症の中ではレビー小体型認知症に伴う気分の障害や幻覚・妄想に対しても行われることがあります。

〈図1〉**電気けいれん療法（ECT）とは？**

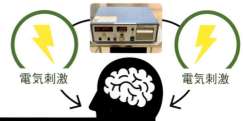

治療器から頭皮上の電極を通して脳に電気を流すと特徴的な脳波変化が出現します。

〈図2〉**ECTの治療風景**

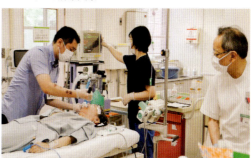

精神科と麻酔科の協働で行うチーム医療

治療とサポート 治療

・治験・

「薬の候補」の効果と安全性の確認

今わたしたちが病気の治療などに使っている薬は、多くの患者さんのボランティアによる「治験」を経て誕生し、新しい薬もまた「治験」から生まれ、未来へと受け継がれます。

治験管理室　中村 正美（なかむら まさみ）｜副看護師長

治験とは ～新しい薬が誕生するまで～

一つの「薬」を開発するためには、実験室や動物で効果や毒性を調べ、最終的には人で効果や安全性を確認する期間が必要です。

この、人で確認する試験を「臨床試験」と呼び、その中でも国の承認を得るために行う臨床試験のことを「治験」と呼びます。治験は「薬機法※」という薬全般に関する法律と、これに基づいて国が定めた「医薬品の臨床試験の実施の基準に関する省令（GCP）」のルールに従って行われます。新薬ができるまでには以下の図のようなステップがあり、治験管理室では、治験コーディネーター（看護師・薬剤師）と事務員が患者さんと医師、さらに治験依頼者（製薬会社など）との連絡役となり、治験業務の支援や治験に関わる事務的業務、業務を行う院内スタッフ間の調整など、治験業務全般をサポートしています。

精神科の薬は、1950年代に生まれて以来、数多く開発されてきました。これらの中には、もう使われなくなった薬もあれば、今なお臨床現場で使われている有効な薬も数多くあります。しかし、統合失調症・躁うつ病・神経症・発達障害・認知症・アルコール依存症など多くの精神疾患の治療において、現在使われている薬より有益な作用があり、副作用は少なく、患者さんの生活の質を高める新しい薬の研究と開発がまだまだ求められています。欧米などではすでに使用されて多くの患者さんに役立っている薬が、日本ではなかなか治験が進まないために認可されずに使えないという困った現実もあります。これらの新しい精神科の薬を、多くの皆さんに提供できるようにするためにも治験は欠かせないものです。

当院では統合失調症や認知症などさまざまな疾患を対象とした治験を実施しており、積極的に治験を推進することで、精神医療に大きく貢献しています。

※薬機法：医薬品、医療機器等の品質、有効性及び安全性の確保等に関する法律

治験の流れについて

第1相試験
少数の健康な人や患者さんを対象に「薬の候補」の安全性と体内での動きを調べます。

▶

第2相試験
少数の患者さんにご協力いただき、効果と安全性、薬の量や使い方を調べます。

▶

第3相試験
多くの患者さんにご協力いただき、「薬の候補」の効果や安全性を今までの薬やプラセボ※と比較します。

▶

承認
「薬の候補」の効果と安全性が確認されたものだけが薬として承認されます。

※プラセボとは、有効成分を含まない（治療効果のない）薬のこと。

治療とサポート　サポート

・成年後見制度・

財産などの管理を支援する

どんなときも安心して暮らすことができるように、
さまざまな形で援助する制度です。

精神科　遠藤 光一
えんどう こういち　｜　医長

成年後見制度の概要を紹介

　成年後見制度とは、認知症や精神の病気により判断能力が不十分となり、一人では財産などを管理することが難しくなった、あるいはできなくなった人を保護し、援助するための制度です。

　体の機能障害が原因で、一人で財産管理ができなくなった人たちは制度の対象とはなりません。また、その人の本来の性格による問題行動（浪費癖など）も制度の対象とはなりません。

　成年後見制度を利用するためにはまず、市町村の相談窓口などへ相談を行ってください。そこで診断書など必要な書類を用意して、家庭裁判所へ申立てを行う必要があります。成年後見人は家庭裁判所が選びます。希望する人が成年後見人に選ばれる場合や、専門家などから選ばれる場合があります。

　成年後見人は、保険料や税金などの支払いやお金の出し入れの手伝い、入院や施設への入所の手続きのお手伝い、よくわからずにした契約の取り消しなどの援助をしてくれます。しかし、食事や掃除、買い物など日常生活の援助は頼むことができません。また、手術をするかしないかなども決めることはできません。

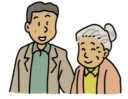

援助の範囲が変わる制度の種類

　成年後見制度には認知症や障害の程度によって、「後見」「保佐」「補助」の3種類があり、援助する範囲が変わります。

1）後見

　自分自身の財産を管理・処分することができないくらいに判断能力が失われている人が該当になります。

　後見が開始されると後見人は、その人の行為全般について、代理と取り消しができます。

2）保佐

　自分自身の財産を管理・処分するには、常に誰かの援助が必要な程度に判断能力が障害されている人が該当になります。

　保佐が開始されると保佐人は、財産にかかわる重要な手続きや契約などをその人の代理をしたり、保佐人の同意を得ないで行った行為を取り消すことができます。

3）補助

　自分自身の財産を管理・処分するには援助が必要な場合がある人が該当になります。補助人の選任には、後見や保佐とは異なり、本人の同意が必要となります。補助が開始されると補助人は、一部の手続きや契約など、その人の代理をしたり、取り消したりすることができます。

95

治療とサポート サポート

・社会資源との連携・

当院で相談支援を行う際に連携している
主な関係機関と社会資源

当院では主に以下の関係機関と連携し、各機関のサービスや
社会資源の利用を調整しています。

MHSW部門　平川 孝子（ひらかわ たかこ）　｜　医療社会事業専門職

成人を対象とした関係機関と社会資源

成人の方の場合、以下の関係機関と連携し、その社会資源の利用調整を行っています。

・連携している関係機関

保健所：近年は福祉事務所等と統合され保健福祉事務所といった名称となっているところもあります。難病や精神保健福祉に関する相談に応じています。退院された方々の生活を地域で支える際に保健師さんと連携します。

精神保健福祉センター：精神保健に関する知識の普及や指導を行う機関。心の病気や依存症、DV、子どもの不登校に関する相談等に応じる機関です。

市町村障害福祉課：障害福祉サービスの申請窓口となっています。

相談支援事業所：障害福祉サービスを利用する際に、サービス等利用計画を作成し、相談に応じる事業所です。

＜主に利用調整している社会資源＞

自立支援医療：精神科に関する外来医療費が1割になり、世帯の所得に応じて上限額が決まります。訪問看護やデイケア、薬が対象です。

精神保健福祉手帳：福祉制度を利用する際に必要となる手帳です。自立支援医療との同時申請も可能です。また、障害年金の証書などでも作成することができます。

グループホーム：必要な支援を受けながら、共同生活を行う施設。家賃補助もあります。

就労継続支援B型：部品の加工、パンやクッキー作り、パソコン入力等の軽作業を行う施設。平均工賃は、おおむね1万から2万円のようです。その人の体調に合わせて作業の内容を決めることができます。

就労継続支援A型：雇用契約を結んで働く福祉的就労の場。賃金は月に8万弱が平均といわれています。

・福祉事務所：生活保護の実施機関。

＜主に調整する社会資源＞

生活保護：世帯単位の支給が原則となっており、住所、年齢などで最低生活費が決まります。資産や障害年金などの制度を活用しても最低生活費に満たない場合などに申請を検討します。

・年金事務所：年金給付に関する相談や給付手続きなども行う機関。障害年金についても、給付手続きなどに応じられます。

＜主に調整する社会資源＞

障害年金：病気やケガなどで収入を得ることが難しい場合などに受給できる年金です。障害の程度で等級が決まり、障害基礎年金では月額1級81,343円、2級65,075円（令和6年度の金額）。申請後は、日本年金機構で審査されます。当院では、受給要件の確認や書類作成などの支援を行っています。

高齢者を対象とした関係機関と社会資源

　高齢者の方を支援する際に連携している関係機関と主な社会資源です。

- **連携している関係機関**

地域包括支援センター：地域で安心して暮らすために、介護等の相談に応じ、包括的に支援する機関。要支援1、2の方は、この機関の職員がケアプランを作成します。

居宅介護支援事業所：要介護者に対して、ケアプランの作成やサービス調整を行う事業所。

＜主に調整するサービス＞

介護保険制度：要介護認定を受けた方が、介護給付を受けます。居宅介護サービスや介護保険施設等の入所サービスもあります。要支援1、2の方は、介護予防給付があります。

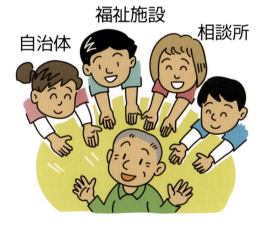

お子さんを対象とした関係機関と社会資源

　お子さんやご家族の場合は、以下の関係機関と連携し社会資源を調整します。

- **連携している関係機関**

児童相談所：各都道府県に設けられた児童福祉の専門機関。原則18歳未満のお子さんに関して、ご本人・ご家族・学校・地域からの相談や通告に応じています。必要に応じてお子さんの家庭の状況、生活歴、性格などを専門的角度から調査、判定し、それに基づき指導（治療）を進めます。

市町村・子ども家庭課：児童虐待防止、社会的養育の推進などの窓口。主に要保護児童を対象とした連携を求められます。

市町村・障害福祉課：放課後等デイサービスなど障害福祉サービスの利用申請の窓口。

相談支援事業所：放課後等デイサービスなどのサービス利用計画の作成などを行う機関。

＜主に利用する社会資源＞

放課後等デイサービス：18歳未満の支援が必要な方に対して、家庭、学校以外で過ごせる場を提供し、発達支援を行う施設です。児童発達支援：未就学のお子さんのための施設。療育、生活支援を受けることができます。

特別児童扶養手当：支援の必要がある20歳未満の方を対象とした手当。支給は養育している父母、もしくは父母にかわり養育している方に支給されます。金額は、1級：55,350円、2級：36,860円（令和6年度）です。

　当院は関係機関と連携し、各機関から提供されるサービスや制度を利用調整しながら、支援を行っています。これらの体制を検討し支援方針を定める場として支援会議があります。この支援会議では、ご本人、ご家族や各機関からの参加者の意見や役割を確認し、支援方針に反映させています。

　院内だけで完結せず、より開かれた支援が患者さんに提供できるよう心がけています。

受診の流れ

・受診相談係・

精神科受診のタイミングと受診相談の流れ

精神科を受診したことがない方やそのご家族の方にとっては、どのような症状があるときに受診すればよいか分からないと思います。ここでは、専門分野に分けてまとめ、受診の仕方をお知らせします。

地域医療連携室　平川 孝子 ひらかわ たかこ　｜　受診相談係
　　　　　　　　吉澤 由香利 よしざわ ゆかり
　　　　　　　　佐々木 玲子 ささき れいこ

成人で相談が多い病気の受診タイミング

まずは、成人で相談が多い病気のグループごとの相談のポイントや早いうちに相談、受診した方がよい症状や問題をまとめました。病気の詳しい症状については、各疾患の説明も参考にしてください。

＜統合失調症の場合＞

幻覚、妄想、支離滅裂といった症状が出ることが多いです。（詳しくはP48を参照してください）

上記の症状によって、食事や睡眠が極端にとれなくなり生命の危険も感じるような場合、自分を傷つけたり自殺を図ろうとする場合、家族を含めて他人に暴言を浴びせたり、危害を加えようとしたりする場合などは、早めの相談、受診が必要です。

＜うつ病の場合＞

朝は落ち込んでいたけれど、夕方には元気になっている、上司に注意されて数日落ち込んだなどということは誰にでもありますが、ポイントは、症状が2週間以上続くことです。（詳しくはP53を参照してください）

落ち込んでいるということは自分で気づかないことも多いです。また、眠れないということが2週間以上続くということはうつ病の症状である可能性があります。自分ではなかなか決断できないので、家族や身近な人たちが気づいたら相談、受診につなげてあげてください。

また、食事や睡眠が極端にとれなくなり生命の危険も感じるような場合、自分を傷つけたり自殺を図ろうとする場合、起きている間じっとできないなどは、早めの相談、受診が必要です。

＜双極性感情障害（躁うつ病）の場合＞

双極性感情障害の場合、躁状態とうつ状態がありますが、うつ状態に関しては、上記うつ病と同じ注意が必要です。躁状態では、家族を含めて他人に暴言を浴びせたり、危害を加えようとしたり、社会的に問題になるような行動がみられたりする場合などは、早めの相談、受診が

必要です。(詳しくは、P53を参照してください)

＜不安症の場合＞

ポイントは、過度の不安状態が続き、日常生活に影響が出ていることです。我慢したり、やりたいことができなかったり、他人より疲れやすかったりするなどしているのに受診していない方が実は多くいます。症状の詳細についてP58を参照して、当てはまる場合には相談、受診してください。

＜発達障害の場合＞

発達障害は、自閉スペクトラム症やADHDといったいくつかの障害をまとめて言います。それぞれの症状の詳細はP12〜17を参照してください。これらの症状があり、社会生活を送る上で不便を感じたり、支障を来した時に、精神科の受診を検討している方が多いです。

その他にも、強迫症、解離症、PTSD、適応障害、睡眠障害など多くの精神疾患があります。それぞれの疾患のページを参照してみてください。

精神科病院の敷居はまだまだ高いと思いますが、自分たちだけで抱えこむのではなく、なるべく早い段階で精神科病院に相談いただけたらと思います。受診した方がよいかどうかも含めて相談してもらい、問題解決の一助になれたら幸いです。

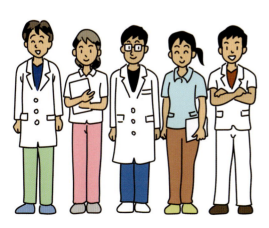

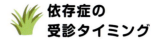
依存症の受診タイミング

依存症専門外来は、当院は古くから行っており、多くの患者さんが受診、通院しています。当院では、主にアルコール依存症、薬物依存症、ギャンブル依存症の受診を受け付けています。症状など詳細については、P28〜35を参照してください。

依存症関連の問題を抱えていらっしゃる方は、まず地域の精神保健福祉センターや保健所の嗜癖相談窓口に行かれる場合もあります。そしてそこで精神科病院への相談を勧められて受診につながるという方もいらっしゃいます。家庭の崩壊、生活の破綻を招く前に一日も早く、精神科に受診し、治療、生活の立て直しに取り組まれることをお勧めします。

患者さんが受診を拒む場合には、臨床心理士によるご家族からの相談も受け付けています。

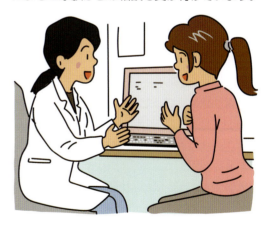

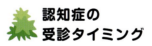
認知症の受診タイミング

認知症は、物忘れは年をとったら誰にでもあるからと思って受診が遅れることが多いです。進行を遅らせるためには認知症の初め、もしくはその前の段階で発見することが大事です。日常生活を送る上で、変化を見逃さないことが大切です。もともとできていたことが、時間がか

かったりできなくなっているのではないかと周囲の方が感じたら、受診につなげてください。認知症の症状については、P40～45を参照してください。

認知症が進行すると、それに伴う行動・心理面の症状（BPSD）が出ることがあります。それによって、食事がとれなくなったり、家族を含めた他人に暴言や暴力がみられたり、社会的に問題を起こしたりする場合には、早めの相談、受診が必要です。

児童思春期で相談が多い病気の受診タイミング

児童思春期で相談の多い疾患や症状などについては、P10～23を参照してください。

児童思春期の専門外来はまだ少なく、一方で受診の希望は年々増加しており、当院でも受診を長期間待っていただいている状況が続いています。多くのお子さんやご家族を診察するために、外来での診察時間も短くなっています。そのため、短期間であっても入院治療をお勧めしています。生活リズム改善やゲームとの距離をとるだけでも、お子さん、ご家族ともに日常生活が送りやすくなったりしています。入院治療については、P24を参照してください。入院治療をご希望の方は、優先して診察予約を行う場合もありますので、受診予約をする際に入院治療希望であることをお伝えください。

親の立場からは、お子さんそれぞれの症状があることで、心ならずもお子さんを激しく叱責したことから、受診を考える方もいらっしゃるようです。また、お子さんの養育や家事に追われ、ご自身が不眠、食欲不振、抑うつ的になる方もおられます。お子さんの悩みを、自分だけで抱えこむのではなく、専門的な機関に相談されてもいいのではないでしょうか。受診をされましたら、お子さんの支援に必要な関係機関や支援サービスなどもご紹介させていただきます。

まずは電話で受診相談

当院への受診や入院を希望するときには、当院の代表電話にお電話ください。「受診（入院）の相談」と伝えてもらうと、受診相談係におつなぎします。

● **受診相談窓口での対応**

当院受診相談係のソーシャルワーカー2名で対応しています

受付日時：
　月曜日から金曜日の8：30から17：00まで
※受診中断後3か月以上たった方は、新患扱いとし、いったん受診相談係が受け、診療を行う医師を選定いたします。

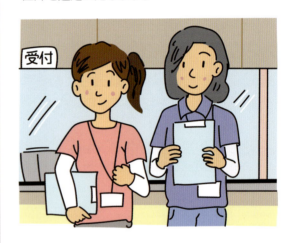

● **受診相談係の質問内容**

名前、性別、生年月日、住所、電話番号、どなたが相談者か、当院の受診歴、いつからどのようなことでお困りか、精神科の受診歴、精神科の入院歴など。

これらに加えて…

＜依存症の場合＞

症状の有無、仕事など社会生活への影響、治療への意欲、食欲、身体疾患の有無、かかりつけ医の有無、家族サポートを希望されるかなど。

＜老年期の場合＞

　介護度、同居家族の有無、ADL（日常生活動作）、歩行状態、排せつ、食事など、かかりつけ医の有無、頭部の手術歴、体内の金属、ペースメーカーの有無など。

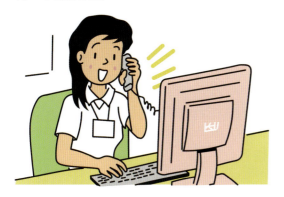

● **対応の検討・アドバイス、受診予約**

　以上の内容をもとに、各外来の医師に受診予約を入れます。その後各相談者に受診予約の日時をお知らせします。

　緊急に対応が必要と考えられる場合や受診相談係では判断が難しい場合などは、統括診療部長（外来診療部長）に報告し、精神科への受診や入院が必要であるか、当院での受診、入院が望ましいかなどを検討し、当院での受診などが望ましい場合には各外来の医師に受診予約を入れます。その後各相談者に受診予約の日時をお知らせします。緊急性のある場合は即日、それ以外の場合もできるだけ早期に予約を入れるように調整します。

　精神科への受診などが適切ではない場合、精神科への受診前に身体科への受診が必要な場合、精神科受診よりも保健所などの相談機関への相談が望ましい場合、当院以外の精神科への受診が望ましい場合もあり、その際は的確なアドバイスを行います。

● **児童思春期の場合**

　名前、性別、生年月日、住所、電話番号、どなたが相談者か、当院の受診歴、いつからどのようなことでお困りか、健診での指摘はあったか、こだわりの有無、癇癪の有無、対人関係の問題について、学校でどのような支援を受けているか、本人の養育環境、本人の受診の意思、精神科もしくは発達専門の小児科受診歴、心理検査などの実施歴、手帳取得の有無、かかりつけ医の有無など。

　以上の情報をもとに、統括診療部長（外来診療部長）に報告し、新患調整会議で協議します。その結果を受診相談係が受け、相談者に受診の日時をお知らせしています。

受診相談の流れ

成人の場合

受診相談係 ▶ 統括診療部長（外来診療部長） ▶ 依存症専門医／老年期専門医／一般担当医／内科合併症担当医 ▶ 受診相談係 ▶ 各相談者

児童思春期外来の場合

受診相談係 ▶ 統括診療部長（外来診療部長） ▶ 新患調整会議 ▶ 受診相談係 ▶ 各相談者

初診の流れと
その内容紹介

精神科の初診では何を聴かれ、どのようなことをするのでしょう。
準備しておくといいこと、意識しておくといいことを解説します。

精神科　大坪 建
おおつぼ たける　｜　医長

精神科における初診時のおおまかな流れ

初診では以下のような流れがあることを念頭においておくとスムーズでしょう。初診は問診だけでも1～2時間程度かかることがありますので、時間に余裕をもっておくようにしましょう。一般的に保険診療ですので、原則自己負担3割で診察を受けることができます。診察内容によりますが、初診時の自己負担額の目安は2500円～5000円です。

- **予診票に記入**

スタッフが診察の前に予診票を渡しますので、必要事項（主な困りごと、これまでかかったことのある疾患など）を記入してもらいます。体温や血圧の測定を行う場合もあります。

- **問診（予診、本診）**

本診察の前に、予診として症状のあらましや背景情報を患者さん本人や同伴者から30分程度で聴かせてもらうことがあります。研修医や医師の指示のもとに業務を行う医療従事者（コメディカル）が担当することもあります。

- **身体診察、検査**

精神症状と身体的な問題は実は強い結びつきがあるため、全身状態の評価は必ず行います。初診時には、身体測定や身体診察のみ行い、状態によって再来時に追加検査を行うという場合が通常です。追加の検査として頻度が高いのが、血液検査、尿検査、心電図、胸腹部レントゲン、頭部CT・MRI、脳波検査です。

- **心理検査**

他の科よりも精神科で行われる機会の多い検査です。精神症状の理解を助け、支援計画を立てるためのもので、知能検査や認知機能検査、パーソナリティを評価するものなどさまざまな種類があります。

- **今後の方針（治療、サポート）の決定**

実際は問診をしながら、今後の方針を相談していくことが多いので最後にくるとも限らないのですが、ここでは便宜上最後に記載しています。また、よく誤解があるのですが、正しい「診断」があって正しい「治療」につながるという流れは精神科医療の場合はまれであって、基本的には有効そうな「判断」があって検査や治療を「継続・追加・修正」していくというのがより正確な流れです。ですから初診時点での診断は仮のものであることが多く、治療やサポートを一緒に試行錯誤していくことで徐々に病状や対

処法が明らかになっていく、そう考えておくのがいいでしょう。

(図1) **精神科における初診時のおおまかな流れ**

```
予診票に記入
    ↓ 体温測定など
問診（1時間～）
    （予診）➡ 本診
    ↓
身体診察、検査
    ↓
方針（治療・サポート）の決定
```

 問診（予診、本診）で聞かれること

　精神科の診察においては、問診が中心になることが一般的です。問診ではプライベートな内容を聴かれることもありますが、もちろん話すのは強制ではありません。しかし今後の治療、サポートに役立つことも多いため、話せる範囲で話そう、と考えておくのがいいでしょう。以下の項目を聴かれることがあるので、適宜あらかじめメモをしておくと整理にもなりますし、診察場面で医療者にそのまま見せることもできるのでお勧めです。また、書籍やインターネットで調べたり、周囲の人と話して気になったことがあれば、必ず聞くようにしましょう。

- **主訴**（何に困っているのか、医療機関に求めていること）
- **生活歴**（出生から発達、環境や変化への適応具合）：出身、兄弟姉妹の有無、出生・発達、両親の仕事、宗教／幼少期のエピソード、性格傾向、交友関係／学業成績、クラブ活動、高校・専門学校・大学／就職、職場での仕事ぶり・人間関係、転職／恋愛、結婚、出産、育児、離婚／自傷他害の既往、違法薬物使用歴
- **現病歴**（症状の出現時期とその後の治療歴）：発症年月日（○年○月頃、○歳時）、初回エピソード～今回エピソード／治療歴（治療反応性・治療参加）、治療薬の種類／睡眠、食欲、体重変化、月経との関連／気分・興味関心・言動や行動の変化
- **家族歴**（家族・親族の既往について）：遺伝的要素、心理社会的要素
- **家族構成**：同居者、生活スタイル／サポート体制
- **身体疾患**：糖尿病、高血圧、心疾患、その他の常用薬／アレルギーなど
- **嗜好品**（ストレスへの対処法として、あるいはそれ自体が精神症状に影響）：喫煙、飲酒、ゲーム、ギャンブル など

 患者さんと医療者は治療という共同作業のパートナー

　精神科を受診したからといって、その後の治療を一方的に強制されることはありません。患者さんと医療者は治療という共同作業を行うパートナーなのです。ですから疑問に思ったところをその都度質問し、治療の進め方について医師（医療者）と話し合いながら進めていくことが何より大切です。そのために初診時から図のような「三角形の構図」を意識しておくのが（精神科のみならず）医療機関を上手に活用するための秘訣です。

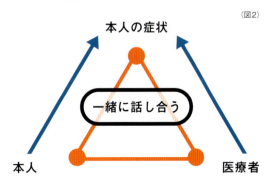

(図2)

患者さん（本人）と医療者は症状について一緒に話し合い、治療という共同作業を行う

受診の流れ

・精神科救急病棟の紹介・

年中無休で受け入れ。
3か月以内の社会復帰を目指す

精神疾患により生活の不自由さを抱える人へいつでも医療介入できるよう、入院依頼に誠実に応え、早期の社会復帰に繋げるために多職種による医療体制を整え病棟運営を行っています。

精神科　森松 友佳子　もりまつ ゆかこ　医長
　　　　興梠 嘉彰　こうろぎ よしあき　看護師長

精神科救急病棟の概要

　精神疾患に罹患し、生活が破綻する人は多く、統合失調症に限らず、うつ病、認知症、適応障害や自閉症スペクトラム症などさまざまな患者さんに対応しています。近年、高齢化が進み認知症患者さんの入院も増加しています。また、20歳を超えた児童思春期病棟からの移行期の患者さんも入院しており、精神科救急病棟ではさまざまな年代の人たちの入院を昼夜問わず対応しています。

　入院数は、この数年は新型コロナ感染症の影響もあり、令和3年度は343名、令和4年度は276名、令和5年度は312名となっています。新型コロナウイルス流行前の入院数は概ね350名で、90日以内の早期の社会復帰を目指し日々診療、看護、ケアにあたっています。90日を超えた入院患者さんの一部に関しては、慢性期病棟へ転棟し退院支援を継続しています。病棟の特性上、措置入院や医療保護入院などの強制入院や精神鑑定の受け入れもしつつ、一時的な休養入院などを含む任意入院の患者さんの受け入れも行っています。これらさまざまな疾患、入院形態を受け入れる体制として、主治医とそれを指導する上級医、病棟医長、3名の副病棟医長が診療にあたり、看護師長1名、副看護師長2名、看護師32名、看護助手2名合計37名の看護スタッフと心理療法士・作業療法士・精神保健福祉士・薬剤師が専従となり、多職種で治療・看護を提供しています。看護体制は3交代勤務で深夜勤務・準夜勤務を4名ずつ配置し、日勤は常に12名以上で24時間切れ目なく看護が提供できる体制を取っています。睡眠・食事・排泄などの生活の質を整え、身体合併症・事故防止、安全・安心感の保障に努め、心身両側面の観察・介入と安心して医療を受けられる環境の調節を念頭に置きながら看護を行っています。

精神科救急・急性期病棟の治療の流れ

　入院からの治療の流れに関しては、患者さんの状態像に合わせ、その人に合った、療養環境を提供することから始めます。自傷・他害（他者に害を与えること）や落ち着きがない不穏状態を呈する強制入院の患者さんは、まず保護室

ゾーンから治療を開始します。

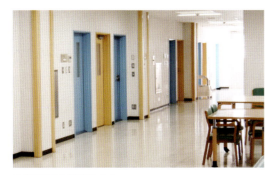
治療が始まる保護室ゾーン

　このゾーンでは、急性期の対応として心身の休息を主に行い、精神科治療の導入を図ることが優先されます。対人関係や、物・音などの外部刺激を調整し、適切な生活リズムに戻すことを第一に考えます。医師と患者さんの1対1の信頼関係を築きながら、薬剤治療の開始、再開、調整します。看護師は24時間交代で患者の傍で援助する強みを活かし、精神症状、身体症状、睡眠の状態、対人交流、食事摂取状況、身だしなみを整える整容などあらゆる角度からの観察と評価を行い、看護記録に記載し、他職種への情報提供を行います。入院時よりLOCUSという多面的評価を用いて患者さんのアセスメントを多職種で行い治療方針を定め、個別性を重視したケアを開始します。急性期の患者さんは、自傷他害や不穏状態を呈する患者さんも多く、精神保健指定医の指示により、やむをえず身体拘束や隔離などの行動制限を行うこともあります。これらの行動制限を開始する場合においては、切迫性、一過性、非代替性の3項目に加え、1.無害、2.善行、3.自立、4.公正・正義 5.誠実・忠誠の倫理原則を常に念頭に置いた介入を心掛けています。必要時や定期的に行動制限のカンファレンスを開催し、タイムリーな患者の状態評価と適切な介入を選択していきます。

　急性期を脱した患者さんは、徐々に対人刺激など経過を見ていくために、個室ゾーンや、2人部屋、4人部屋ゾーンへと移行していきます。急性期の個別中心の疾病教育や作業療法から、患者さんが地域でできるだけ長く自分らしい生活ができるように、精神科退院前訪問指導、服薬自己管理、集団での疾病教育の実践や作業療法を並行して行います。

　ここでは、多職種の強みを活かしたそれぞれの活動が、日々の生活の中でどのように生かされているのか、逆に、不足していることがなんであるかをそれぞれ職種の目線で観察し、他職種へと情報提供し退院に向けた準備を進めていくことになります。看護スタッフでは、昨年度から患者さんをプラスに変化させていくストレングスに着目した看護過程の展開に取り組んでいます。また、クライシス・プランの作成にも取り組んでいいます。クライシス・プランとは、安定した状態を維持し、病状が悪化した際の自己対処と支援者の対応について病状が安定している時に患者さん本人との合意に基づき作成する計画です。急性期を脱し状態が安定してきた頃から、本人の積極的な参加を求め、必要性を理解していただき作成を開始します。治療の進行状況や、退院後の生活を見据え適宜修正と実践評価を行い、退院後に関わる多職種、サポートメンバーと共有し一日でも長い地域での社会生活を支えることができるように準備を進めています。

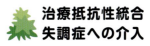 治療抵抗性統合失調症への介入

　当病棟は、救急病棟としての役割の他に、治療抵抗性統合失調症の治療にも取り組んでいます。その一つが、クロザピンの導入病棟としての一面です。クロザピンは、2剤以上の抗精神病薬を導入しても効果が表れない患者さん（反応性不良）や、抗精神病薬の服用による副作用の出現で、治療が困難な患者さん（耐用性不良）に対し処方される薬です。白血球の成分である無顆粒球が減少し、感染しやすくなる無顆粒球症な

ど重篤な副作用のリスクもあり、特に導入直後に副作用の出現リスクが高く、慎重な投与が必要で、これらの副作用を早期に発見し対処できるよう、この薬を取り扱えるCPMSコーディネータを看護師12名が取得し、入院計画であるクリニカルパスを有効活用し、安全に導入できる体制を整えています。過去1年間で9名の導入を行いました。今後も県内外からの導入目的の入院も受け入れ、治療抵抗性統合失調症の治療に貢献できればと考えています。

患者さん一人一人に寄り添った治療を

　入院して、スムーズに退院ができる方がいらっしゃる一方で、治療がなかなかうまく進まず、思い通りの社会復帰ができない方もいらっしゃいます。入退院を繰り返さざるを得なかったり、長期間の入院治療が必要になったりすることもあります。当院では、治療がなかなかうまくいかない方に対してさまざまな治療を提供することができます。薬物療法としては、薬の組み合わせ方を工夫したり、治療抵抗性統合失調症の患者さんにクロザピンを使用する判断を行ったりしています。また、薬物療法以外として、病気の種類によっては非常に有効な電気けいれん療法（ECT）やうつ病に対する反復経頭蓋磁気刺激療法（rTMS）を選択することもできます。さらには、薬だけでは効果が不十分な心理的な問題やトラウマの問題に対しては、心理療法を選択することもあります。また、病状の不安定さに家庭環境や職場環境の影響が大きい場合には、ソーシャルワーカーを中心として、福祉的、経済的支援で可能なことがないか検討しています。さらに、退院するにあたって、身体的な不自由や、飲み込みの不自由さがある場合には、リハビリテーションスタッフと共に身体機能の回復を目指すこともあります。これらの治療の中から、患者さん一人一人にとって最適な治療を行うために、患者さんのご希望や将来の夢などに少しでも近づくように、医師、看護師、薬剤師、心理士、作業療法士、理学療法士、言語聴覚士、ソーシャルワーカーなど多職種で知恵を出し合い、最適な治療を目指しています。

どんな病状が入院の理由になるか

　精神科に入院が必要となる症状や状況は、さまざまです。緊急に入院しなければいけない病状は、自分あるいは誰かを傷つけたり傷つけそうになった場合で、かつ周囲の人から見て人や自分を傷つける理由が、事実と全く異なっていたり、ひどく考えすぎて極端な考え方が背景にある場合などです。例えば、統合失調症による幻覚や妄想が患者さんをとても怯えさせたり、混乱させていたり、あるいはうつ病によって将来を悲観することしかできなくなり、自殺以外の方法が考えられなくなっている場合などです。自分や人を傷つける危険性が高い場合には、知事命令の「措置入院」という形になることもあります。体調が悪いと気付けないぐらいに症状が悪くなり、入院治療の必要性を理解できない場合には、精神保健指定医の判断で「医療保護入院」という形を取ることもあります。

　緊急ではない入院としては、気分が不安定な時、時々大声を出して興奮してしまう時、周囲の人への迷惑行為をやめることができない時や、死にたい気持ちが強くなっている時などで、診察した医師が精神疾患が原因であると判断した場合には入院が必要になります。例えば、お薬の飲み忘れやストレスになる出来事により、病気の症状が悪くなった場合などです。その他、外来治療中の患者さんが、家事などの負担を減らしてゆっくり休みたい場合などに入院となることがあります。これらの場合、病状によって「医療保護入院」となる場合もありますし、ご本人が入院治療の必要性について十分な理解がで

きれば「任意入院」になる場合もあります。外来の主治医と話し合いながら入院のタイミングを決めることもありますが、危機的な状況の時には緊急入院になることもあります。

倫理的な配慮について

精神科の入院について、読者の皆様はどのようなイメージをお持ちでしょうか。少し強制的な、怖いイメージをお持ちの方もいるのではないでしょうか。

精神科の治療を行っていると、治療する側として常に葛藤があります。精神科の病気をお持ちの患者さんの場合、脳の障害により「自分が病気である」と自分で気が付くことができないことが多々あります。そのような患者さんにとっては、無理やり希望しない入院をさせられて、自分ではそう思ってもいないのに「病気だ」と決めつけられて、飲みたくない薬を飲まされる、ということは非常に苦痛なことだと思います。無理やりの治療は可能な限り避けるべきと思います。一方で、精神科の病気は、治療が遅れると脳へのダメージが進行して脳に後遺症が出てしまうことがあります。このため、「患者さんに無理やり何かをして、心にご負担をかけたくない」という思いと、「一刻も早く治療をして脳へのダメージを最低限にしたい」という思いで葛藤しながら治療にあたっています。薬や治療に抵抗がある患者さんには、治療の必要性についての十分な説明と、事前の治療内容の告知を行った上で、やや抵抗がある状況でも投薬をさせていただき、治療につながる端緒を作らざるを得ないこともあります。多くの患者さんは、薬が効いてくることで、「自分がちょっと具合が悪かった。」ということに気が付き、お薬も拒否せずに飲んでいただけるようになります。

いずれにせよ、私たちは常に治療の方法について、倫理的側面について常に葛藤し、患者さんそれぞれに見合ったタイミングで、適切な治療が行えるよう検討しています。

当院の入院施設

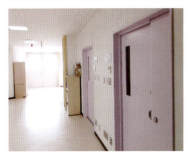
亜急性期ゾーン

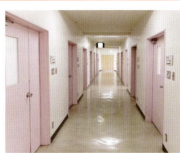
静かに過ごせる個室ゾーン

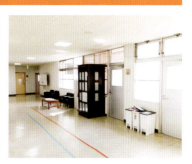
ゆったりとした個室ABゾーン

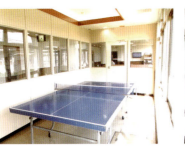
ABゾーンの多目的室。卓球が楽しめます

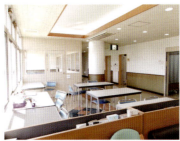
日当たりのいいデイルーム

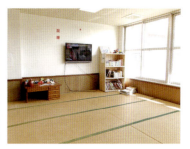
ゆっくりすごせる畳のデイルーム

107

受診の流れ

・入退院支援・

患者さんが安心して過ごせるよう地域へつなぐ（TSUNAGU）

病院と地域がつながることで、患者さんがその人らしく
生活を送ることができるように支援します。

北4病棟　相川 美紀子　あいかわ みきこ　｜　看護師長
　　　　　松永 薫　まつなが かおる　　　　地域医療連携係長

まずは受診相談

前のページにもありますがソーシャルワーカー2名が、新患・初診（再来新患）の方の受診相談を受け、相談内容に応じて専門外来の日程調整を行っています。肥前精神医療センターには、年間約5000件の受診相談が寄せられています。

相談者は、ご本人や家族のほかにも、一般科や精神科などの医療機関、障害者関係機関、高齢者施設、保健所・市町村役場・児童相談所などの行政機関などさまざまです。

また、肥前精神医療センターは、NHO佐賀病院でアルコール専門外来（サテライト）の診療を行っています。サテライトを受診されて専門的な治療が必要な方には、その後肥前精神医療センターを受診していただき、必要時入院加療というように広く専門医療の提供を行っています。

肥前精神医療センターは完全予約制です。緊急での受診も含めて、まずは受診相談にお電話ください。

入退院支援について

肥前精神医療センターにおける看護の歴史の中で、大切にしてきたことは、受け持ち看護師が患者さんの持つ健康的な側面に働きかけ、個別的な関わりを行いながら、患者さんの小さな変化を大きな喜びとして関わり続けることです。

退院支援を行う中でも、入院中の患者さんの"何かしたい"という気持ちを大切にしながら、生活の援助や疾病教育、ストレス対処法など多職種カンファレンス（検討会）を行い情報共有しながら、患者さんが退院後の生活を具体化できるように、サポートをしています。病棟により少しずつ方法は異なりますが、医師と入退院支援リンクナース、地域医療連携室の病棟担当スタッフ、心理士や作業療法士、精神保健福祉士、薬剤師や栄養士など患者さんに必要な多職

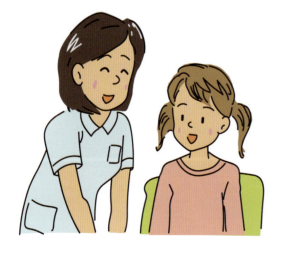

種が連携して、退院を見据えた会議を行っています。

　また、グループホームや施設への入所を目指している患者さんには、看護師や精神保健福祉士が付き添い、施設見学や退院前訪問などを行っています。

　当院の訪問看護利用者が再入院をする場合には、病棟で行う新患カンファレンスに訪問看護のスタッフが参加し、地域での生活状況の情報共有を行っています。また、その患者さんが退院をされる前には、訪問看護導入のカンファレンスに病棟の受け持ち看護師に参加してもらい、情報共有を行いながら切れ目のない看護を提供するように努めています。

　年に1回は、「病院と地域をつなぐよりよい医療への取り組み」について検討し、病院と地域との連携強化の必要性について考えるための学習会「TSUNAGU」を開催し、連携事例の紹介と意見交換を行っています。

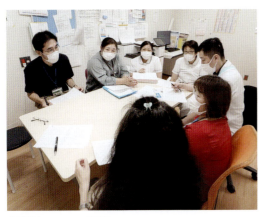
多職種カンファレンス風景

 訪問看護について

　肥前精神医療センターに通院されている患者さんで、東は基山から、西は小城市にお住まいの方を対象に、主治医の訪問看護指示書のもとに訪問看護を実施しています。患者さんの状況に応じて、看護師1名又は2名の訪問の他にも、看護師と作業療法士、看護師と精神保健福祉士

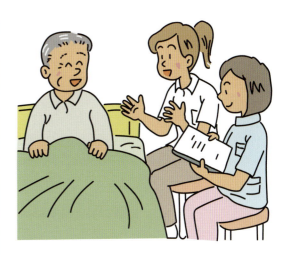

など多職種で訪問、看護師と医師で訪問医療を行うこともあります。

　病院を退院し地域での生活に戻られると、思わぬ生活のしにくさに遭遇したり、うっかり薬を飲み忘れたりしてしまうなど、さまざまなことが起こる場合があります。治療を継続しながら地域での生活が送れるように、生活状況を確認しながら相談に乗ることや、服薬指導などを行っています。

　訪問看護を受けることで、家族の方への接し方が分かったり、服薬管理が上手になり再発を予防できたり、状態が悪くなった時には早期の介入が可能になり、再入院が回避できたり、入院になっても早期の退院につながるなどの効果があります。

　月平均の利用者は120名程度で、1ヶ月に350件の訪問を実施しています。

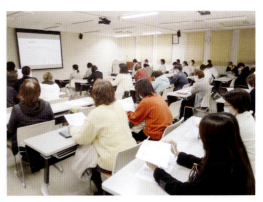
「TSUNAGU」の様子

受診の流れ

デイケア
仲間を作り、憩う場所

退院後の患者さんたちが健康や生活リズムを整えるだけでなく、
仲間を作れる場所。それがデイケアです。

| リハビリテーション科 | 野村 直希 のむら なおき | 主任作業療法士 |

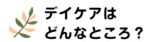

デイケアはどんなところ？

患者さんが退院しても生活する場に居場所がなければ、引きこもりや再発を招きやすくなります。退院後の人や生活に慣れるための練習や病気の再発を予防するための場所がデイケアです。

デイケアは、外来通院をしている患者さんが日中の6時間を過ごされる場所です。また、午前もしくは午後の3時間を利用するショートケアもあります。利用するなかで気の合う患者さんを見つけてお話をしたり、一緒に活動をして過ごします。利用理由は、①退院したけれどすぐに仕事をする自信がない②人とうまく付き合えなくて困っている③家にいると1日何もせずに過ごしてしまう④家族とうまく付き合えなくて、家に居づらい⑤働く準備や職場復帰、学校に戻ることに向けて準備を進めたい⑥病気の再発を予防したい、体調を整えたいなど、さまざまです。スタッフには多くの職種がいます。デイケアを利用される患者さん一人一人の今後の希望や生活で困っていることに寄り添いながら、患者さんの希望や困っていることが達成できるように日々サポートしていきます。

デイケアでは、午前と午後に活動を実施しています。利用料金がかかりますが、各種健康保険は使えます。活動の内容は、頭を使う頭脳系の活動や体を使う運動系の活動、作品を創作する芸術系の活動、健康や生活に必要な技術について学ぶ学習系の活動、ゆっくり心と体を休めるリラクゼーション系の活動、植物を育て収穫する活動、趣味をみつける活動、患者さんが主体となり活動を計画するイベントなどさまざまです。患者さん自身で活動を選び、取り組まれています。

1日の流れ	
9：00	開棟
10：00	朝のミーティング
	ラジオ体操
	午前プログラム
11：30	昼食
	午後プログラム
	ラジオ体操
15：35	帰りのミーティング
15：40	帰宅

デイケアの一日のスケジュールとなります。

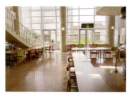

利用される患者さんが過ごされる場所です

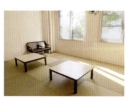

女性の患者さんだけが過ごせる部屋です

知りたい！〝こころの病気〟の症状＆治療法
肥前精神医療センターの最新医療

第3章

さまざまなプロが患者さんを支える

当院の
部門紹介

当院の部門紹介

看護部

「人に寄り添い、こころに寄り添う看護」を
理念に掲げ、患者さんやご家族、
地域社会の方々に安心・安全な看護を提供しています。

看護部は看護師・療養介護職・看護補助者などの約370名の看護職員で構成されています。看護部について、皆様方に知っていただくために2点についてお話したいと思います。

1）肥前精神医療センターの看護とは何か

看護部の理念は、『ひとりに寄り添い、こころに寄り添う看護』です。

これは、どのような状況であっても、「ひと」に関心を向け、患者の傍らに近寄り（接近し）、心を通じてケアする看護であり、肥前精神医療センターの看護の原点となっています。

心のケアはもちろんのこと、身体的アセスメントをしながら日常生活ケア、回復過程ケア、発達に応じた療育など、病状に応じた看護を行っています。

患者さん一人一人に寄り添い、患者さんの意思を尊重して退院支援、社会復帰支援を行っています。

肥前精神医療センターの看護ロゴを紹介します。

看護の「看」は「手」と「目」から成ります。「手」は磨かれた技（わざ）、技量を意味します。「目」は優しいまなざしと心、豊かな感性を意味します。中央の文字は「手」の象形文字からできた篆（てん）書体であり、肥前看護の確かな技を象徴的に表現し、プロフェッショナルなまなざしと心の「目」は、近代的看護の原点であるナイチンゲール、そのランプの光を図案化して背景として表現しています。

時代が変わっても受け継いでいく大切な看護の思いを私たちは大事にしています。

患者さん、それぞれが抱えている生きにくさを理解し、その人らしく過ごせるよう、寄り添い、看護者が何かできることはないかを考え続け、そして行動につなげていく。これらのことを育んでいくことで、患者さんやご家族、地域社会の方々に、安心・安全な看護を提供できるよう努めています。

2）看護の人材育成について

これらの看護を実践するためには、看護を実践する看護師の教育は重要です。当院が所属している国立病院機構は、機構の理念に沿った看護を実践できる看護師をActyナースと称しています。高い倫理観に基づき、国立病院機構の看護師として誇りをもって生き生きと働き、役割を果たせるよう自己の能力開発、キャリア形成を支援する体制が整えられています。当院の教育は、この能力開発プログラムに精神科看護の特色を加えた教育プログラムを作成し、精神科看護の専門性の育成を意識した教育を行っています。

〈院内で活躍している
看護の専門性〉

精神看護専門看護師2名、精神科認定看護師7名、認定看護師6名（認知症看護、摂食嚥下障害看護、慢性呼吸器疾患看護、感染管理）、特定行為研修修了看護師7名、肥前院内リソースナース5名（強度行動障害看護、重症心身障害児者看護、精神急性期看護、司法精神看護）

〈次世代への育成〉

当院は、複数の看護関係の実習・研修を受け入れています。看護専門学校・看護大学の実習の受け入れは、2023年度は11校381名（延べ3063名）でした。その他、認定看護師教育課程の実習生の受け入れ、他施設の看護管理者の実務研修の受け入れも行い、次世代へとつなぐ人材の育成にも力を入れています。
（認定看護管理者・看護部長
白石早苗）

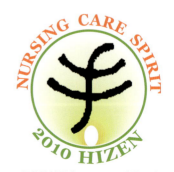

肥前精神医療センターの看護ロゴ

薬剤部

安全でよりよい薬物療法の提供に努めています。医師、看護師など、多くの職種と連携し、医療チームの一員として支援しています。

薬剤部の業務は主に、患者さんの薬を調剤する調剤業務、患者さんに薬の内容や使い方、管理の方法などを説明する薬剤管理指導業務、医師や看護師などの医療関係者や患者さんに薬を安全に使っていただくために薬の情報を収集・提供する医薬品情報業務、多くの職種と連携して診療の支援にあたるチーム活動、医療安全や治験業務などがあります。

- **患者さんへの調剤の工夫**

患者さんに処方された内容について、量や飲み方、飲み合わせなどの確認を行い、不明な点などは医師に問い合わせをして調剤します。特に精神科の治療では、薬物療法が大切になります。薬を間違いなく飲むことができるように一回分ごとに一つの袋にまとめたり、錠剤で飲むことが難しい患者さんには錠剤を粉砕して調剤するなど、工夫しています。

- **多職種連携とチーム活動**

多くの職種と連携して診療の支援にあたるチーム活動では、患者さんの社会復帰支援（アルコール依存教室など）、栄養や感染への対処について、医師や看護師、その他医療スタッフと協力し、薬剤師の専門性を発揮して支援をしています。（薬剤部長　福石和久）

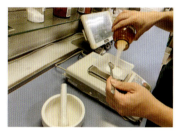

粉薬を調剤している様子

リハビリテーション科

精神的な課題を持つ人が地域社会で新たな生活を築いていくために、精神面と身体面の多様なニーズに応じて援助を行っています。

精神科のリハビリテーションは、障害を持つ人が一人の人間として、その程度にかかわらず人間らしく生きることができるようサポートしています。その中でも肥前精神医療センターでは、「ご飯を3食食べられること」や「金銭管理ができること」、「働くこと」、「身体が不調な時に対処できること」、「睡眠が安定していること」、「好きな遊びや趣味があること」などといった精神面の支援だけでなく、「体力をつけたい」、「もっと遠くまで歩けるようになりたい」、「体を動かして気分転換をしたい」といった具体的な身体面の支援をしていることも特徴です。また、必要に応じて医療的ケアや薬物療法のサポートも提供し、患者さんやその家族が安心して生活できるようにサポートしていきます。その人がその人らしい生活を地域で送ることができることを目指しており、さまざまなニーズに応じた多面的な援助を提供していることが特徴です。

また地域貢献活動にも力を入れており、行政と協力し認知症予防事業（いきいきオレンジクラブ）に携わったり、一般市民向けの認知症フォーラムの開催に協力したりしています。
（作業療法士長　田中成和）

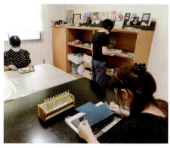

創作活動の様子

当院の部門紹介

心理療法室

心理学の知見を活かし、心理検査や心理療法を提供。また当院では、地域貢献活動や研究活動に携わるのも心理療法士の大切な役割です。

独立行政法人国立病院機構系列における私たちの職名は「心理療法士(しんりょうほうし)」です。国家資格である「公認心理師(こうにんしんりし)」や民間資格である「臨床心理士(りんしょうしんりし)」を持つスタッフが複数在籍しています。

業務内容は、主に以下の4点です。

①**アセスメント**：患者さんの状態を把握するために、検査の道具を用いたり、行動観察を行った上で、主治医やご家族、支援者と共に今後の支援方法について考えます。

②**心理療法**：患者さんの困りごとを伺った上で、(さまざまな助言・アドバイスを提供する、というよりは)問題の解決・緩和方法を患者さんが検討するお手伝いを行います。個別対応の機会もありますし、複数の患者さんを交えて行う集団形式でのプログラムもあります。

③**地域貢献活動**：外部からの依頼に基づき、そこで働く職員のメンタルヘルスに関する相談対応にあたるスタッフや、研修会で講師を担うスタッフを派遣しています。

④**研究活動**：他施設との共同研究をお手伝いしたり、「治験」に際して評価を担当することもあります。(主任心理療法士　天野昌太郎)

療育指導室

児童指導員、保育士などが、重症心身障害病棟や児童思春期病棟、通所で、日中活動や余暇活動、福祉サービスを支援している部署です。

当院の重症心身障害病棟は、強度行動障害を伴う方へ多職種による専門医療と福祉サービスを展開しています。通所は在宅支援、児童思春期病棟はさまざまな問題を抱える子どもに対して療育や活動を提供しています。

療育指導室は、福祉職として児童指導員、保育士、医療社会事業専門員がおり、上記病棟や通所で利用者一人一人が心身共に豊かな生活を送ることができるよう支援しています。児童指導員は、日中活動の他、発達障害や行動障害を伴う方へのアプローチ、福祉マネジメントなどを行っています。保育士は、病棟や通所の方々に対して生活リズムの確立や情緒の安定、発達支援などを目的とし、個々の年齢や状態に応じて日中活動(療育や余暇活動)や年間を通して季節の行事や外出、社会参加を支援しています。医療社会事業専門員は利用者家族の相談対応、入所や施設移行に関する支援を行っています。(主任保育士　古賀聖子)

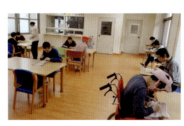
小集団活動の様子(刺繍やパズル等)

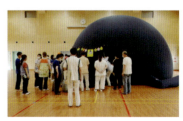
季節の行事や外部団体を招いた催し物(プラネタリウム)

MHSW（精神保健福祉士）部門

相談された方の状況に合わせた支援を心がけています。

精神保健福祉士は、精神的な問題を抱えた方々を対象に、日常生活及び社会生活を総合的に支援することを業務としています。

初代の精神保健福祉士は、昭和31年に、地域との架け橋という役割で採用されました。当初2名体制でしたが、業務数の増加、新規業務の拡充により徐々に増員され、現在11名体制となっています。

当院の精神保健福祉士の業務は、受診相談係と相談支援担当者に分かれています。受診相談係は、初めて受診をされる患者さんやその家族、関係機関からの入院や受診の相談を受けます。相談支援担当者は、外来、精神科救急、依存症、児童思春期、慢性期、認知症、身体合併症など多岐にわたって、患者さんやご家族、関係機関からの相談に応じています。相談支援の内容は、障害年金や生活保護などの申請を支援する経済問題調整、成年後見制度などに対する心理・社会的な問題調整、制度や障害福祉サービスを利用した就労支援、グループホームや介護保険関連施設などへの入所調整を行う退院支援です。

全スタッフが精神保健福祉士の資格を有しています。それ以外にも、社会福祉士、公認心理師、居宅介護支援専門員、学会認定資格ではありますが、認知症ケア上級専門士、認知症ケア専門士などの資格を取得している者もおり、日々の業務に生かすことができるよう研鑽を積んでいます。（医療社会事業専門職　平川 孝子）

臨床検査科

診療・診察に欠かせない検査の専門家として、目には見えないウイルスや体が発する微細な電気信号をキャッチし解析・分析を行っています。

体が痛い、気分が悪い、熱がある、集中できない、イライラしてしまうなど、患者さんが病院に来る理由はさまざまあります。私たち臨床検査技師は、そのような患者さんの血液・尿・喀痰などをさまざまな検査装置を使用して分析（データ化）し、その結果を医師に報告することが主な仕事です。その他にも心電計や脳波計などで患者さんが体から発する僅かな異常信号や、超音波検査装置を用いて臓器の大きさや動きなどの状態を調べる生理検査なども行っています。いずれの検査も体の外側からは知ることのできない体の内側での反応を診る、病気の原因を探るための大切な検査です。また、皆さんも聞いたことがあるコロナウイルスやインフルエンザウイルスなどに感染したのかどうか、検査するのも私たち臨床検査技師の仕事の一つです。医師・看護師・薬剤師・放射線技師などの他職種と比べ、いまひとつ馴染みの薄いかもしれませんが、病院で縁の下の力持ちとして働いている「臨床検査技師」の名前を是非とも知っていただき、検査の際には気軽にお声がけしていただけると嬉しいです。（臨床検査技師長　渡辺 秀明）

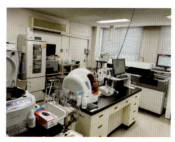

検体検査室（生化学・免疫分析装置・遠心機など）

当院の部門紹介

放射線科

患者さんやご家族に親切丁寧な接遇を実践し、安全で質の高い検査の提供に努めています。

放射線科では主に胸部などのX線撮影や頭部のCT・MRI検査の画像を提供しています。

CT（コンピュータ断層撮影）は、X線を利用して身体の輪切りの画像を作成します。たくさんの薄い画像から3D画像（立体的な写真）をつくることができ、脳出血の診断や胸腹部のスクリーニング検査、骨折の描写などに役立ちます。最新機器のマルチスライスCTではほとんどの検査が5〜10分で行えます。短時間で広範囲の検査ができ、患者さんの身体への負担が軽減できるようになりました。

MRI（磁気共鳴画像）は、強い磁気と電磁波を利用して身体を任意の断面画像として表示できます。CTのようにX線を使わないので、放射線による被ばくの心配がなく、脳の変性疾患の他、脳梗塞や脳出血、特に急性期の脳梗塞の診断にたいへん有効です。また造影剤を使用しないで血液の流れから血管を描出するMRA（磁気共鳴血管撮影法）検査は、脳動脈瘤や血管狭窄などの診断にも利用されます。（診療放射線技師長）

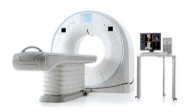
マルチスライスCT装置（80列）

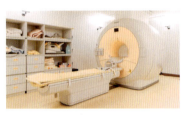
1.5T（1.5テスラ）MRI装置

栄養管理室

患者さんごとの症状に応じた栄養管理を行っています。また、季節やイベントに際し趣向を凝らしたフードサービスを提供しています。

栄養管理室では、入院患者さんの疾患や栄養状態に合わせた食事を提供、入院・外来ともに管理栄養士による栄養食事指導、栄養相談を実施しています。また、精神科病棟、重症心身障害児（者）病棟では、床ずれの有無や低栄養、病状による嗜好の偏り、食事摂取量低下、吐き戻しによる体重減少など症状も多岐にわたる患者さんに対し、栄養サポートチームによる個別性のある栄養管理に努めております。

"安心・安全な食事の提供"をモットーに、季節ごとの行事食を大切にし、さらに毎月1日は「ついたち食」や月1回各地の「郷土食」、重症心身障害児（者）病棟へは「お楽しみ献立」などさまざまなフードサービスにも力を入れています。日々の献立内容も嗜好調査や残食調査の結果をもとに、患者さんの声を反映し、満足度アップにつながる食事提供に努めています。（栄養管理室長　垣添真世）

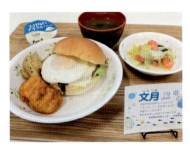
7月ついたち食「チーズエッグバーガー」

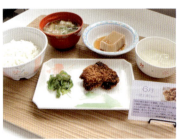
千葉県の郷土食「くじらカツ・ピーナツ豆腐・芋けんちん・梨ゼリー」

知りたい！〝こころの病気〟の症状＆治療法
肥前精神医療センターの最新医療

第4章

よりよい医療を目指す

当院の
人材育成

人材育成

医師臨床研修

豊富な症例で専門医の土台に

当院は「優れた臨床精神科医の育成」を基本コンセプトに掲げて精神科研修に力を入れ、直近10年間で100名近い後期研修医を輩出してきた精神科臨床の「専門教育病院」です。

精神科 岩永 英之（いわなが ひでゆき） ｜ 教育研修部長

精神科専門研修プログラム

当院の専門医研修は、「豊富な症例」「オーダーメイドできる研修内容」「全国から集まる仲間」「電子カルテの採用」などさまざまな特長を有し、「医師養成研修センター」などの充実した研修環境を整備して、第一線で活躍する精神科医師の養成に努めています。

当院は多岐にわたる専門病棟があり、精神科専門医および精神保健指定医取得に必要な症例が当院だけで揃います。ただ症例を経験するのではなく、患者さんに寄り添う姿勢を身に付けてもらうように指導しています。

専攻医の皆さんは一人一人がいろいろな個性を持っています。専攻医一人一人と話し合い、標準的なプログラムをベースに年度ごとの重点課題や目標を個別に決め、それぞれに応じたペース配分を話し合い、それぞれの将来に必要な研修をオーダーメイドで提供しています。

当院は学閥などがなく、地域性から北部九州の出身者がやや多いものの、全国から医師が集まっています。専攻医は、病院内で研修を通じて切磋琢磨し、診療後は飲み会、食事会で親睦を深めています。心が折れそうになる時もありますが、その時救いとなるのは同期や仲間の存在です。

本プログラムは専門医を目指す皆さん全員が精神科専門医として活躍できるように、指導医全員が専攻医一人一人に寄り添いながら、本プログラムで研修できたことを誇りに思えるプログラムとなるように実践していきたいと考えています。

その他の精神科医師臨床研修

当院では、精神科専門医取得を目指す方以外にも後期臨床研修を行っています。

精神科以外の専門医の先生で精神科診療について研修を希望する方、精神科に転科したいが精神科専門医取得は希望しない方、精神科専門医は取得済みで精神科サブスペシャリティの研修を行いたい方などに向けてです。

子どものこころ専門医研修プログラムは、精神科専門医、小児科専門医を取得済みの先生で、子どもの心の諸問題に対応する専門医を養成するプログラムです。

他にも、司法精神医学、依存症、認知症、精神科救急などの専門領域を研修することができます。

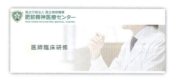

少しでも興味を持ったら、ぜひ見学に来てください。さらに詳しく知りたい方は、以下のURLをご参照下さい
https://hizen.hosp.go.jp/profession/training/

QRコードはこちら

人材育成

・専門看護師・認定看護師・精神科認定看護師の活動・

専門性を活かして、安心できる医療を

当院における専門看護師及び認定看護師及び
精神科認定看護師の概要についてご紹介します。

看護部　藤本 亮一（ふじもと りょういち）　看護師長

精神看護専門看護師

　精神看護専門看護師は、日本看護協会の認定資格で、現在13分野の認定資格があります。その中で、当院には精神科看護領域において専門性を発揮する精神看護専門看護師の資格を有する看護師が2名勤務しています。この精神看護専門看護師2名は、精神疾患を抱える患者さんやご家族に対し、精神看護の専門性を発揮した支援を提供しています。具体的には、深刻な精神障害を持つ患者さんへのケアや、入院が長期間に及んでいる患者さんに対する退院促進などがあります。特に、患者さんやご家族の権利を守るために、高度な倫理的問題や葛藤に対する支援、介入に力を入れています。

認定看護師・精神科認定看護師

　認定看護師は、日本看護協会より認定された認定資格です。認定看護師は、高度化し専門分化が進む医療現場において水準の高い看護を実践できると認められた看護師です。現在、日本看護協会の認定看護分野は21分野あり、当院には、感染管理認定看護師3名、認知症看護認定看護師1名、摂食・嚥下障害看護認定看護師1名、慢性呼吸器疾患看護認定看護師1名、の4分野計6名が勤務しています。それぞれが、各認定分野において高い実践能力を持ち、医療現場でのリーダーシップを発揮しています。

　精神科認定看護師は、日本精神科看護協会より認定された認定資格です。精神科認定看護師は精神科医療に特化した認知看護師で精神疾患を持つ患者さんへの専門的なケアを行います。現在、制度上、精神科認定看護師の認定分野は専門看護師や認定看護師のように分かれておらず、精神科認定看護師という名称に集約されています。

　その中で、当院には、行動制限最小化看護、児童思春期精神看護、薬物アルコール依存症看護、入退院支援看護、強度行動障害看護の6領域について高い実践能力を持つ看護師が各1名勤務しています。専門看護師、認定看護師、精神科認定看護師はお互いに協働し、患者さんやご家族と深く関わり、安心できる医療環境の提供に努めています。

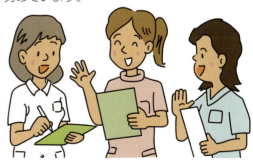

※勤務者数は2024年9月現在の数字

人材育成

特定看護師養成研修プログラム
より質の高いケアの提供を目指して

2021年に厚生労働省の認可を受け、精神科医療に貢献できる人材の育成を行っています。経験豊富な看護師と、連携・協働しながら患者さん一人一人に最適な医療・看護を見つけます。

看護部　西川 清子　にしかわ きよこ
　　　　田代 健太朗　たしろ けんたろう　｜　副看護師長
　　　　冨田 泉　とみた いずみ

看護師特定行為について

看護師が行う特定行為（看護師特定行為）という言葉は、まだ聞き慣れないかもしれません。

看護師特定行為研修は、少子高齢化や医療人材の不足といった未来の医療を見据え、診療の補助として医師と作成した手順書をもとに、丁寧に症状のアセスメントを行い、患者さん方へのより質の高い医療・看護が提供できるように、2015年創設されました。

肥前精神医療センターは、2021年に厚生労働省の認可を受け「精神及び神経症状に係る薬剤投与関連」の研修指定機関（指定研修機関番号2141006）となり、勤務が継続できる研修体制を整え、院内だけでなく院外からも研修生を受け入れ、精神科医療に貢献できる人材の育成を行っています。これまでに13名の研修修了者が誕生し、それぞれの医療現場で活動しています。

当院は、特定行為ができる看護師（特定行為研修修了者）が現在7名（「栄養及び水分管理に係る薬剤投与関連」・「感染に係る薬剤投与関連」：2名、「精神及び神経症状に係る薬剤投与関連」：5名）在籍しています（2024年9月現在）。

院内では、病棟を回り患者さんと直接関わることや、スタッフの相談に応じ助言を行うなどの教育活動を行っています。患者さんの症状を身体面・精神面の双方から包括的に捉えケアにつなげています。迅速な対応は、安心感をもたらし、治療効果も高めます。また、研修で学んだ身体診察技術を用い、身体的な症状や異常を早期に発見し適切な対応を取ることができます。

当院の強みとして、精神科医療の経験豊富な看護師がいることに加え、特定行為のできる看護師がいることで、連携・協働しながら、より質の高いケアが提供できることであると考えます。お互いの知識や経験を共有しながら、患者さん一人一人に最適な治療・看護を見つけ出します。患者さんにとって、安心して治療を受けられる環境が整っています。

私たち肥前精神医療センターの職員は、これからも皆さんの健康を守るために、連携と協働を大切にしていきます。

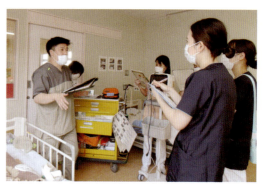

看護師特定行為修了者が看護スタッフに救急時対応の指導を行っている場面です

人材育成

・研修・

臨床に活かし、医療の質を高める場

肥前精神医療センターで開催している
研修やセミナーを紹介します。

教育研修部　岡田 世志美（おかだ よしみ）｜ 教育研修係長

教育研修部の紹介

　教育研修部は、肥前精神医療センター内の教育と研修活動を活発に行って、精神医療だけでなく社会全般に広く貢献できる優れた人材を育成することを目的として設置されています。

＜教育研修部の機能＞
1）肥前精神医療センターの教育と研修に関わるさまざまな活動の支援
2）多職種かつ横断的で、さまざまな規膜の研修会、講習会、セミナーなどを企画・主催し、人材の育成だけでない地域・社会貢献
3）当院の臨床研究部と協力し、医学医療の質を高めるための研究活動の促進

開催している主な研修

　当院主催および厚生労働省等からの委託による全国規模の研修会を多数開催しています。

・看護師特定行為研修（精神および神経症状にかかる薬剤投与関連）
・精神看護研修
・ブリーフインターベンション＆HAPPYプログラム研修
・依存症に対する集団療法研修（薬物依存症）
・認知症ケア研修
・包括的暴力防止プログラム（CVPPP）研修
・強度行動障害を伴う発達障害チーム医療研修
・肥前司法精神医学研修会
・司法精神医療等人材養成研修（指定入院医療機関従事者研修・指定通院医療機関従事者研修）
・新型コロナウイルス感染対策研修会
・肥前セミナー　※医局主催の勉強会です

　北海道から沖縄まで、年間延べ1500名を超える方々が当院の研修に参加しています。新型コロナウイルス感染症の流行以降、WEBでの研修開催が主となっていますが、当院の立地を考えると、WEB研修の方がかえって参加がしやすく、受講者も増えています。

　教育研修部では、研修に参加していただいた皆様のご意見や社会のニーズを反映させ、「臨床で活かせる」と言っていただけるような学習の場を作ることを目標に日々運営しています。

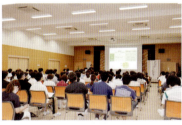
集合での研修は医師養成研修センターの大ホールを利用して行います

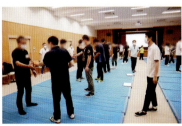
包括的暴力防止プログラム（CVPPP）の研修では実技演習も組み込まれています

人材育成

臨床研究
患者さんとともに治療の発展へ

精神医学は身体医学に比べて、原因の解明が大きく遅れています。
研究のためには、患者さんのご協力が不可欠です。

精神科　本村 啓介
もとむら けいすけ　｜　臨床研究部長

精神医学にはまだわかっていないことが多い

　精神医学にはまだわかっていないことがたくさんあります。認知症やてんかんは、脳の中で起きている変化が、ある程度分かってきている方なのですが、それ以外の精神科の病気になると、脳の中でどんなことが起きているのか、何が原因でそのようなことが起きるのか、手がかりはかなり限られています。生まれ持った体質、その後の発達や性格、そして幼い頃から成長する中で環境から受ける影響が、さまざまな割合で絡みあって精神科の病気が起きるのだろう、というのが現在広く支持されている見方です。精神科医の中には「私たちは、コペルニクス以前の天文学者のようなものだ」という人もいるぐらいですが、それでも長年にわたり、さまざまな研究の知見が積み重ねられた結果、より有効な治療を行えるようになって、入院期間も大幅に短縮されました。

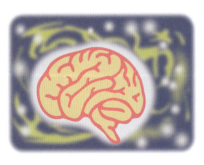

ともに進める臨床研究

　実験動物を用いる基礎的な研究とは違い、臨床研究では、患者さんの協力が欠かせません。治療のために受診している患者さんに、さらに研究というかたちで負担をかけてしまうのは、私たちとしても気が引けそうになります。ですが、臨床研究によって精神科の病気の理解が進み、よりよい治療が受けられるようになれば、患者さんの利益になることだと思います。研究に協力してもすぐに治療が発展するわけではなく、その点で迷う患者さんも少なくないようですが、これからの時代は、私たち専門家と患者さんやご家族が、話し合って協力しながら研究を進めていく時代になると言われており、当院でもそのような流れをつくっていきたいと考えています。

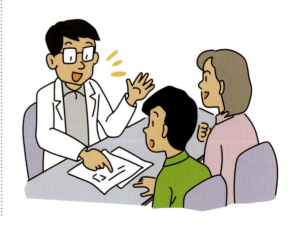

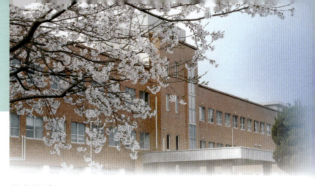

病院案内

施設の概況

敷　地	278,577㎡（東京ドーム6個分の広さです）	
建　物	48,940㎡	
病床数	564床　運用病床504（病棟数10）	

診療科目
精神科、内科、神経科、小児科、外科（休診）
リハビリテーション科、歯科（入院のみ）

研修施設
臨床研修医研修指定病院
日本精神神経学会精神科専門医制度研修施設
老年精神医学会

病院機能評価認定施設

指定医療
医療観察法指定入院医療機関・指定通院医療機関
精神保健福祉法
応急入院指定病院
精神科3次救急労働者災害補償保険法
原子爆弾被害者に対する援護に関する法律
（一般疾病医療）
覚せい剤取締法
結核予防法
感染症法
生活保護法
更生医療
児童福祉法

施設の紹介

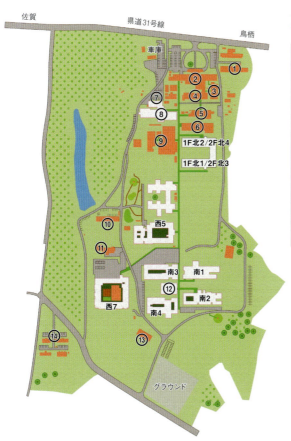

病棟名	病棟の機能や特徴
北1	老年期・認知症
北2	精神・内科合併症
北3	精神・急性期・慢性期（男性）
北4	精神・慢性期（女性）
西5	精神・急性期（精神科スーパー救急）
西7	医療観察法
南1	アルコール・アディクション・ストレスケア（開放）
南2	児童思春期
南3	療養介護／医療型障害入所支援病棟
南4	療養介護／医療型障害入所支援病棟

その他施設

① 精神医療教育研修センター　⑧ ベガサス
② 外来管理診療棟　　　　　　⑨ サービス棟
③ 医師養成研修センター　　　⑩ 職員宿舎
④ 特殊診療棟　　　　　　　　⑪ 研修棟
⑤ デイケア棟　　　　　　　　⑫ 療育訓練棟
⑥ 作業療法棟　　　　　　　　⑬ 保育所
⑦ 放射線棟　　　　　　　　　⑭ 職員宿舎

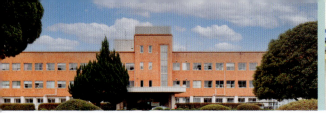
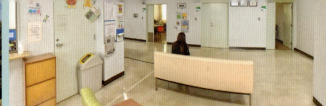

当院の沿革

当院は昭和20年に「国立肥前療養所」として開設しました。精神科病棟の開放化や社会復帰促進などに全国でいち早く取り組んできたことで知られています。

The most important person in this hospital is the patient（この病院で最も大切な人は患者さんである）という基本理念の下、時代のニーズに沿う形で柔軟に発展を続けています。現代の精神科医療に求められるほとんどの機能と専門領域毎の専門医や専門外来、専門病棟を有するわが国でも数少ない多機能（オールラウンド）型精神科医療機関となっています。

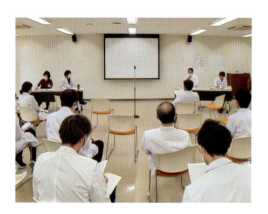

昭和20年	厚生省に移管され国立肥前療養所と改称	平成20年	機構連携後期臨床研修プログラム
昭和31年	日本で最初に病棟の開放化に取り組む	平成21年	機構連携サテライト専門クリニック開設
昭和47年	全国に先がけて「動く」重症心身障害病棟開設		子どもの心の診療拠点病院指定
昭和57年	国立基幹施設となり情動行動障害センター開設	平成22年	医療観察法新築病棟開設
昭和58年	アルコール依存症の専門外来・病棟開設		医師養成研修センター開設
昭和59年	老人性認知症の専門外来・病棟開設	平成23年	認知症疾患医療センター開設
昭和60年	精神科デイケア棟整備		アディクション専門治療病棟リニューアル
昭和61年	臨床研究部開設		日本医療機能評価機構認定更新（Ver.6.0）
平成 7年	薬物依存症ほか嗜癖行動の専門外来・病棟開設	平成24年	子ども外来整備
平成 9年	老人性認知症疾患治療病棟開設	平成25年	心身総合リハビリテーション開始
平成10年	精神科救急・急性期病棟開設	平成26年	南病棟（4ヶ病棟）完成
平成13年	日本医療機能評価機構　精神科B認定		依存症拠点病院指定
平成16年	独立行政法人国立病院機構 肥前精神医療センターと改称	平成27年	電子カルテ導入
平成17年	新医師臨床研修制度（協力型研修指定病院）		北病棟（4ヶ病棟）完成
	動く重症心身障害児（者）B型通園事業開始	令和28年	日本医療機能評価機構認定更新（3rdG：Ver.1.1）
平成18年	医療観察法病棟開設・日本医療機能評価機構認定更新（Ver.5.0）	令和元年	ネットゲーム依存専門外来 治療プログラム開設
		令和 2年	佐賀病院にアルコール専門外来開設
平成19年	司法精神科専門研修事業	令和 4年	日本医療機能評価機構認定更新（3rdG：Ver.2.0）

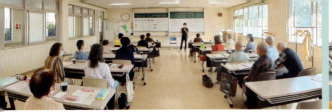
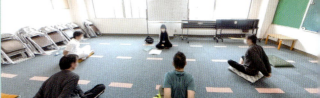

ACCESS

〒842-0192 佐賀県神埼郡吉野ヶ里町三津160

交通のご案内

🚗 **車でのアクセス**
長崎自動車道「東脊振インターチェンジ」より車で5分

🚃 **電車でのアクセス**
JR長崎線「神埼駅」「吉野ヶ里公園駅」からタクシーで約10分

🚌 **高速バスでのアクセス**
福岡天神バスセンターから高速バス40分
「高速神埼バス停」よりタクシーで約5分

送迎バス

当センターの送迎バスが神埼駅まで運行しています（平日のみ。12/29～1/3は運休）
当センターへの受診、お見舞いにご利用ください。
途中、乗下車はできませんのでご了承ください。
※時刻表はホームページをご参照ください

外来受付時間

月曜～金曜　8：30～11：00（診療開始は9：00からです。）
土・日・祝日・年末年始（12月29日～1月3日）は休診です。※但し、急患はいつでも受付けます。

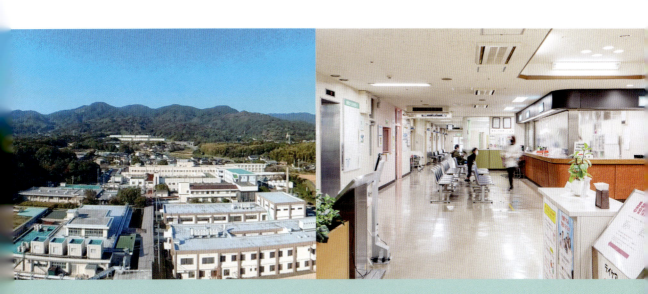

索引 ･･･････

症状、検査・診断方法、疾患名、治療方法やケアなどにかかわる語句を掲載しています。
（読者のみなさんに役立つと思われる箇所に限定しています）

あ行

あ
愛着障害 ･･･････ 20
アクチベーション症候群
（賦活症候群） ･･･････ 87
アミロイドβ ･･･････ 42・46
アミロイド PET ･･･････ 46
アルコール ･･･････ 28・79
アルコール依存症 ･･･････ 28・37
アルツハイマー型認知症 ･･･････ 42・44
アルツハイマー病 ･･･････ 46・47

い
依存症 ･･･････ 10・28・30・32・34・36・99
依存性パーソナリティ障害 ･･･････ 72
違法薬物 ･･･････ 30
医療型短期入所 ･･･････ 23
医療社会事業専門員 ･･･････ 114
医療保護入院 ･･･････ 106
陰性症状 ･･･････ 48

う
うつ ･･･････ 53・64
うつ病 ･･･････ 19・53・57・93・98
運動性チック ･･･････ 17

え
栄養食事指導 ･･･････ 116
演技性パーソナリティ障害 ･･･････ 72

お
オウム返し ･･･････ 12
オレキシン受容体拮抗薬 ･･･････ 88
音声チック ･･･････ 17

か行

か
介護保険 ･･･････ 41
回避 ･･･････ 62
回避性パーソナリティ障害 ･･･････ 72
買い物依存 ･･･････ 34
解離症（解離性障害） ･･･････ 66
解離性同一症 ･･･････ 66
カウンセリング ･･･････ 63・83
学習症 ･･･････ 16
学習障害 ･･･････ 16・19
家族会 ･･･････ 33・39
カタトニア ･･･････ 93
渇望 ･･･････ 30
過敏性腸症候群 ･･･････ 18
カフェイン ･･･････ 79
過眠症 ･･･････ 78
顆粒球減少 ･･･････ 52
感覚過敏 ･･･････ 12
感覚探求 ･･･････ 12
感覚の特異性 ･･･････ 12
環境調整 ･･･････ 14
管理栄養士 ･･･････ 116

き
記憶障害 ･･･････ 76
気分安定薬 ･･･････ 54・87
虐待 ･･･････ 20

ギ
ギャマノン ･･･････ 33
ギャンブラーズ・アノニマス ･･･････ 33
ギャンブル ･･･････ 32
ギャンブル依存症 ･･･････ 32・38
境界性パーソナリティ障害 ･･･････ 72
脅威感 ･･･････ 62
教育支援センター ･･･････ 19
強度行動障害 ･･･････ 22
強度行動障害判定基準表 ･･･････ 23
強迫観念 ･･･････ 60
強迫行為 ･･･････ 60
強迫症（強迫性障害） ･･･････ 25
強迫性パーソナリティ障害 ･･･････ 72
起立性調整障害 ･･･････ 18

く
クライシス・プラン ･･･････ 91・105
グラウンディング ･･･････ 67
クリニカルパス ･･･････ 106
グループホーム ･･･････ 109
クロザピン ･･･････ 50・52・105
クロザリル ･･･････ 52

け
軽度認知障害（MCI） ･･･････ 40・43・46
ゲーム障害 ･･･････ 10・27
血管性認知症 ･･･････ 44
言語聴覚療法 ･･･････ 92
幻聴 ･･･････ 48

こ
抗うつ薬 ･･･････ 54・59・87
高次脳機能障害 ･･･････ 76
抗精神病薬 ･･･････ 49・87
向精神薬 ･･･････ 86
構造化 ･･･････ 15
行動・心理症状 ･･･････ 42
行動療法 ･･･････ 23・25・61
抗不安薬 ･･･････ 59・88
コグトレ
（コグニティブトレーニング） ･･･････ 27
こだわり ･･･････ 12
子どものこころ
専門医研修プログラム ･･･････ 118
コミュニケーション ･･･････ 74

さ行

さ
猜疑性パーソナリティ障害 ･･･････ 72
再体験 ･･･････ 62
再発予防 ･･･････ 49
作業療法 ･･･････ 90・92

し
視覚支援 ･･･････ 15
自己愛性パーソナリティ障害 ･･･････ 72
持効注射剤 ･･･････ 49
自助グループ ･･･････ 31・33・35・38
シゾイドパーソナリティ障害 ･･･････ 72
疾病教育 ･･･････ 49・105
児童虐待 ･･･････ 20
児童思春期 ･･･････ 24・100
児童指導員 ･･･････ 114

児童相談所 ･･･････ 97
市販薬（依存） ･･･････ 30
自閉スペクトラム症 ･･ 12・19・20・22・26・61・74
社会的行動障害 ･･･････ 76
社交不安症（社会不安障害） ･･･････ 58
重症心身障害 ･･･････ 22・114
就労支援 ･･･････ 115
障害年金 ･･･････ 96・115
ショートケア ･･･････ 110
衝動制御 ･･･････ 73
処方薬（依存） ･･･････ 30
神経心理学的検査 ･･･････ 42・76
神経性過食症 ･･･････ 70
神経性やせ症 ･･･････ 70
神経難病 ･･･････ 80
神経発達症 ･･･････ 19
臨床試験 ･･･････ 94
身体活動 ･･･････ 11
身体症状 ･･･････ 64・68
身体症状症 ･･･････ 68
心的外傷後ストレス障害 ･･･････ 62
心理教育 ･･･････ 24・55
心理検査 ･･ 13・17・21・33・35・59・66・73・75・102
心理士 ･･･････ 114
心理療法 ･･･････ 63・114

す
遂行機能障害 ･･･････ 76
睡眠衛生指導 ･･･････ 79
睡眠時無呼吸症候群 ･･･････ 78
睡眠障害 ･･･････ 10・64・78
睡眠薬 ･･･････ 88
睡眠リズム障害 ･･･････ 78
スクールソーシャルワーカー ･･･････ 19
ストレス ･･･････ 64・66
ストレングス ･･･････ 105

せ
性依存 ･･･････ 34
生活保護 ･･･････ 96
生活リズム改善 ･･･････ 24
生活リズム障害 ･･･････ 10
精神科救急病棟 ･･･････ 104
精神科認定看護師 ･･･････ 119
精神看護専門看護師 ･･･････ 112
精神保健指定医 ･･･････ 105
精神保健福祉センター ･･･････ 96
精神療法 ･･･････ 69・82
成年後見制度 ･･･････ 41・95・115
節酒 ･･･････ 28
摂食障害 ･･･････ 25・70
窃盗症 ･･･････ 34
セロトニン ･･･････ 87
前頭側頭型認知症 ･･･････ 44
全般性不安症（全般性不安障害） ･･･ 58

そ
躁うつ病
（双極性感情障害） ･･･････ 53・93・98
措置入院 ･･･････ 106

126

た行

た
ダイエット ・・・・・・・・・・・・・ 71
第二世代抗精神病薬 ・・・・・・・ 87
多重人格 ・・・・・・・・・・・・・・・ 66
多職種カンファレンス ・・・・・ 108
断酒 ・・・・・・・・・・・・・・・・・・ 28
断酒会 ・・・・・・・・・・・・・・・・ 38

ち
地域包括支援センター ・・・・・ 97
治験 ・・・・・・・・・・・・・・・ 41・94
チック症 ・・・・・・・・・・・・・・・ 16
知的障害 ・・・・・・・・・・・・・・・ 22
知的発達症 ・・・・・・・・・・・・・ 16
注意欠如・多動性障害 ・・ 16・19・21・74
注意障害 ・・・・・・・・・・・・・・・ 76
治療抵抗性統合失調症 ・・・・ 50・52

て
適応指導教室 ・・・・・・・・・・・ 19
適応反応症（適応障害） ・・・・ 64
デュアルタスク ・・・・・・・・・・ 43
電気けいれん療法（ECT）・・・ 50・55・93

と
統合失調症 ・・・・ 19・25・48・90・93・98
統合失調型パーソナリティ障害 ・・ 72
トゥレット症候群 ・・・・・・・・・ 16
特別支援学校 ・・・・・・・・・・・ 25
特別児童扶養手当 ・・・・・・・・ 97
特発性正常圧水頭症 ・・・・・・・ 44
ドパミン ・・・・・・・・・・・・・・・ 87
トラウマ ・・・・・・・・・・・・・・・ 62
ドリンク数 ・・・・・・・・・・・・・ 28

な行

に
入退院支援リンクナース ・・・ 108
ニューロモデュレーション ・・・ 93
任意入院 ・・・・・・・・・・・・・ 107
認知機能 ・・・・・・・・・・・・・・・ 76
認知矯正療法 ・・・・・・・・・・・ 55
認知行動療法 ・・・・・ 55・59・65・84
認知症ケア専門士 ・・・・・・・・ 41
認知症疾患医療センター ・・・ 43
認知症予防 ・・・・・・・・・・・・・ 40
認知のゆがみ ・・・・・・・・・・・ 85
認定看護師 ・・・・・・・・・・ 112・119

ね
ネグレクト ・・・・・・・・・・・・・ 20

の
脳活クラブ ・・・・・・・・・・・・・ 40
脳脊髄液検査 ・・・・・・・ 43・46・47
脳内報酬系 ・・・・・・・・・・・・・ 30
脳波 ・・・・・・・・・・・・・・・・・ 115
脳波変化 ・・・・・・・・・・・・・・・ 93
ノルアドレナリン ・・・・・・・・ 87

は行

は
パーキンソン病 ・・・・・・・・・ 93
暴露反応妨害法 ・・・・・・・・・・ 61
発達障害 ・・・・・・・・ 12・16・74・99

発達性協調運動症 ・・・・・・・・ 16
パニック症（パニック障害） ・・ 58
反社会性パーソナリティ障害 ・・ 72

ひ
病的賭博 ・・・・・・・・・・・・・・・ 32
広場恐怖症 ・・・・・・・・・・・・・ 58

ふ
不安 ・・・・・・・・・・・・・・・・・・ 64
不安症（不安障害） ・・・・・・ 58・99
副作用 ・・・・・・・・・・・・・・・・ 51
不注意優勢型 ・・・・・・・・・・・ 16
不登校 ・・・・・・・・・・・・・・ 18・25
不眠 ・・・・・・・・・・・・・・・ 64・78
不眠症 ・・・・・・・・・・・・・・・・ 78
フラッシュバック ・・・・・・・・ 62
フリースクール ・・・・・・・・・・ 19

へ
ペアレントトレーニング ・・・・ 14・21
ベンゾジアゼピン受容体作動薬 ・・ 88

ほ
放課後等デイサービス ・・・・・ 97
訪問看護 ・・・・・・・・・・・・・ 109
保健所 ・・・・・・・・・・・・・・・・ 96

ま行

ま
マルチスライス CT ・・・・・・・ 116

み
ミクログリア ・・・・・・・・・・・ 46

め
メラトニン受容体作動薬 ・・・・ 88

も
妄想 ・・・・・・・・・・・・・・・・・・ 48
モニタリング ・・・・・・・・・・・ 91

や行

や
薬剤管理指導 ・・・・・・・・・・ 113
薬物依存症 ・・・・・・・・・・ 30・38
薬物療法 ・・・・・・・・・・・・・ 113

よ
陽性症状 ・・・・・・・・・・・・・・・ 48
予診票 ・・・・・・・・・・・・・・・ 102

ら行

り
理学療法 ・・・・・・・・・・・・・・・ 92
離人感・現実感消失症 ・・・・・・ 66
離脱症状 ・・・・・・・・・・・・・・・ 37
リハビリテーション ・・・・・ 77・90
療養介護病棟 ・・・・・・・・・・・ 23
リラクゼーション法 ・・・・・・・ 63

れ
レカネマブ ・・・・・・・・・ 41・43・46
レビー小体型認知症 ・・・・・ 44・47・93

A-D

A
AA ・・・・・・・・・・・・・・・・・・ 38
ACT
（包括的地域生活支援プログラム）・・・ 50
Acty ナース・・・・・・・・・・・ 112
ADHD ・・・・・・・・・・ 16・21・74
AL-Alon（アラノン）・・・・・・・ 39
ARP ・・・・・・・・・・・・・・・・・・ 37
ASD ・・・・・・・・・・ 12・20・74
AUDIT（オーディット） ・・・・・ 28

B
BMI ・・・・・・・・・・・・・・・・・・ 70
BPSD ・・・・・・・・・・・・・ 40・42

C
CARE ・・・・・・・・・・・・・・・・ 21
CRAFT ・・・・・・・・・・・・・・・ 33
CT（コンピュータ断層撮影）・・・・ 47・116

D
DARC ・・・・・・・・・・・・・・・・ 38
DRP ・・・・・・・・・・・・・・・・・ 37

E-M

E
ECT ・・・・・・・・・・・・・・ 50・93

G
GA ・・・・・・・・・・・・・・・・・・ 38
GRP ・・・・・・・・・・・・・・・・・ 37

L
LD ・・・・・・・・・・・・・・・・・・ 16

M
MCI ・・・・・・・・・・・・・・・・・・ 40
MHSW（精神保健福祉士）・・・・ 115
MRA（磁気共鳴血管撮影法）・・・ 116
MRI ・・・・・・・・ 46・47・76・80・116
MRI 検診 ・・・・・・・・・・・・・・ 40

N-Y

N
NA ・・・・・・・・・・・・・・・・・・ 38
NaSSA ・・・・・・・・・・・・・・・ 87

P
PCIT ・・・・・・・・・・・・・・・・ 21
PTSD ・・・・・・・・・・・・・・・・ 62

R
r TMS ・・・・・・・・・・・・・ 55・57

S
SHARP ・・・・・・・・・・・・・・・ 39
SNRI ・・・・・・・・・・・・・・・・ 87
SPECT（スペクト）検査 ・・・・ 45
SSRI
（選択的セロトニン
　再取り込み阻害薬）・・・・ 59・61・67・71・87
SST
（ソーシャル・スキル・トレーニング）・・ 27

Y
Y-BOCS ・・・・・・・・・・・・・・ 61

独立行政法人 国立病院機構 肥前精神医療センター

〒842-0192 佐賀県神埼郡吉野ヶ里町三津160　TEL：0952-52-3231　8：30〜17：00
https://hizen.hosp.go.jp/

■ 装幀・本文 DTP／スタジオ ギブ（関上麻衣子）
■ 表紙イラスト／平松慶
■ 本文イラスト／タキザワ☆スタジオ
■ 編集／荻原美佳　平賀恵美子

知りたい！ "こころの病気"の症状&治療法
肥前精神医療センターの最新医療

2024年12月20日 初版第1刷発行

編　著／肥前精神医療センター
発行者／出塚太郎
発行所／株式会社バリューメディカル
〒150-0043 東京都渋谷区道玄坂2-16-4野村不動産渋谷道玄坂ビル2階
TEL：03-6679-5957
FAX：03-6690-5791

印刷製本所／株式会社ゼネラルアサヒ
※定価は裏表紙に表示してあります。

落丁・乱丁本は送料小社負担でお取り替えいたします。
バリューメディカル宛にお送りください。
本書の無断複写・複製・転載を禁じます。
©NHO Hizen Psychiatric Medical Center,2024,Printed in Japan
ISBN978-4-907522-25-4